JN087831

めまい、難聴、耳鳴り 治療の 最強バイブル

原因である**動脈硬化**を治して元気で長生きしよう

土田 博夫

東京図書出版

目　次

第一章　動脈硬化の完全解決と慢性感音難聴の関係について

　４年前に『すべての病気の根本に動脈硬化あり』、２年前に『糖尿病は動脈硬化を治療すれば治る』の２冊を書いてきましたが、そろそろ私の専門分野であるめまい、難聴、耳鳴りの本を書こうと思い、今回出版いたしました。

　初めの本『すべての病気の根本に動脈硬化あり』にめまい、難聴のことは一部書いてきましたが、あまり詳しくは書いていなかったこと、本当にめまい、難聴、耳鳴りで困っている方々が本を手に取ってくださったのか？　また巷にはこれらの病気に関する本が何冊も出ていますが、これと言って決め手がある本は無く、本当に病気で困っている方の役に立っているのか？　疑問に思う点が多々あり執筆に至りました。

　前回の２冊は少し堅苦しかったので、少し砕けた感じで書いてみました。気楽に手に取ってみてください。しかし一応学術書ですので、その辺はご容赦ください。

　いきなりですが、

　実はめまい、難聴、耳鳴りの根本原因は動脈硬化症なんです。

どうして？

　答えは簡単。感音難聴の根本原因が動脈硬化症であることは、なんと1950年代に ROSEN S という医師が詳細に多くの論文を書いていて、既に証明されているのです。

　簡単に紹介しますと、心筋梗塞や脳梗塞を起こしている人は、起こしていない人に比べて難聴の合併率が明らかに高いことを紹

3

介しており、肉食ばかりの地域と、海に恵まれて魚をたくさん食べている地域とで難聴に差があるのか？　果ては終身刑の囚人を高脂肪食を食べる群と低脂肪食を食べる群とに分けて難聴の程度の差を見ていたりするわけです。こんな試験は今では人権問題でとてもできませんが、結論は脂肪や肉食の場合は難聴の程度がひどいという結果を示しているのです。この当時は動脈硬化症の原因はコレステロールと考えられていましたから、そのような調査を行ったのでしょうが、今では高血糖も立派な動脈硬化の原因です。

　ところで現在ではどうでしょう？　耳鼻科で、難聴やめまいで病院へかかっても、あなたの難聴やめまいの原因は動脈硬化ですよ、なんてことを言ってくれる医師がどれほどいるでしょうか？残念ながら ROSEN S の研究はとっくに忘れ去られているのです。
　そこで私はめまい、難聴の患者さんを良くするためにはどうしても動脈硬化の謎を解かなければならないと考え、治療法の研究を行ってきました。
　そして十数年前に、幸運なことに動脈硬化症の完全解決の方法を見つけることができました。結論を先にここに示しておきます。

　LDL コレステロール値（悪玉コレステロール値）80 mg/dl 未満
　最高血糖値120 mg/dl 未満
　（HbA1c の値に換算すると約5.1以下）
　血圧130/80 mmHg 未満
　（特に LDL コレステロール値と血糖値が大切）

たったこれだけです。シンプルでしょう。

これで慢性的な難聴の患者さんのおよそ80％以上にかなりの改善を認めます。

また、めまいについては老齢のかなり動脈硬化がひどくて中枢神経まで障害されている方（症例数としてはかなりまれ）以外の患者さんは、ほとんどめまいから解放されます。ただしめまいは、難聴の場合とは違って過度のストレスや気候の急激な変動時に一時的に起こる場合がまれにあります。

そこで、これから皆さんには、どういう理屈でそうなるのか？
どうすればそういう理想的な状態を保てるのか？
詳しく述べていきたいと思います。

その大元となった私が書いた論文があります。詳しくは、第五章の前半の部分で述べております。また実際にご覧になりたい方のために雑誌の詳細情報も載せております。

それと、この本で一番強調したいのは、この治療を行うとめまい、難聴だけではなく、全身の動脈硬化症が取れて非常に元気になり無病で長生きできるということです。

このことを述べている本は他にはありません。

対症療法によって一時的にめまいや難聴が少し改善しても、動脈硬化がひどくてお亡くなりになりました、では全く治療の意味がないんです。そこのところをよくご理解していただいて、この本を読んでいただきたいと思います。

では治療方法についてお話ししていきましょう。特に赤文字で示した LDL コレステロール値と血糖値が大切です。９年前に論

文でも示しています。

　以前からめまい、難聴の患者さんには動脈硬化が原因ですよ、LDL コレステロール値と血糖値を調節しないと良くなりませんよ、と申し上げてきたのですが全く信用してもらえず、何とか分かってもらえないかな、と考えてきたところに新しい検査が開発されました。

　ba-PWV（血脈波）を測定する装置で、下の写真に示すように腕と足首にカフを巻き付け、そこを流れる音波の伝播速度を計測するものです。血管が硬くなり内腔が詰まってくると伝播速度が速くなり、逆に血管が柔らかく内腔が広いと伝播速度が遅くなります。その差を利用して動脈硬化の程度を計測するものです。これで血管年齢が示されます。

　当然めまい、難聴の患者さんは、ほとんどの方が血管年齢が高いのですが、この治療で血管年齢が確実に実年齢に戻ってきま

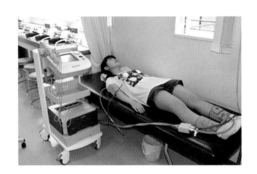

当院では動脈硬化の評価として客観的な評価の高いbaPWV（血管年齢）を指標として治療を行っている

す。それと同時にめまいは止まり、慢性的な感音難聴もかなり改善することが分かってきました。

　私が９年前に書いた論文はこのba-PWV（血脈波）を指標として LDL コレステロールと血糖値を治療することで血管年齢が正常化したことを示したものです。

　皆さんは動脈硬化と言えば血管が硬くなって、詰まってくるということは多くの方がご存じだと思いますが、今のこの医療の進んだ現代においても、太い血管の動脈硬化に関してはエコー検査などで分かる場合がありますが、まず全身の動脈硬化は分からない、というのが現状なんです。意外でしょう。

　実際に動脈硬化症を何らかの装置を使って可視化しようと思ってもできないのです。

　実際論文で動脈硬化のことを詳しく述べようとすると、当院が行っているba-PWV（血脈波）という機器で測ったデータでないと物が言えないのが現実なんです。

　例えば脳の動脈硬化にしても、脳ドックなどの検診で、CT や MRI 検査で異常がありませんから大丈夫ですよ、という話をよく聞きますがこれ全くのウソです。

　これらの検査で何か異常があるのは、脳梗塞や脳出血、脳腫瘍、脳動脈瘤などがある場合であり、動脈硬化症そのものは画像としては全く出てきません。

　ですから脳の画像診断を行われて全く異常が無い、と説明を受けても全く大丈夫ではないのです。だって動脈硬化は映らないんですから。

　当方が動脈硬化症の解明に力を注いだのには、もう１つの大きな理由があります。

それは当方の家系にあります。典型的な脳梗塞の家系だからです。父は多発性脳梗塞で56歳で死亡。叔父も60歳で脳梗塞で死亡、祖父も若くして脳梗塞で亡くなっています。もちろん脳梗塞は典型的な動脈硬化の疾患です。当方もそれまでの勤務医と、それからの開業医の激務でうつ病になり、家系的なものから糖尿病にもなり悪玉コレステロール値が187 mg/dl もあって、動脈硬化症がひどい状態だったのです。私の家族は、私が父と同じく60歳までに死亡するかもしれない、と本当に心配していたようです。

　そのために一念発起して、どうしたら動脈硬化が良くなるのか、自分自身の体を実験材料として死に物狂いで調べ上げました。でもその頃は、世界中の論文を徹底的に調べ上げましたが、動脈硬化症が完全に良くなるという論文は全く無かったのです。実は現在においても、私の論文を除いて、完全に動脈硬化が良くなるという論文は世界中を探しても全く出ておりません。

　動脈硬化の原因は主として LDL コレステロールと血糖です。LDL コレステロール値に関しては、その当時スタチンという新しいコレステロールを下げるお薬を使用した COSMOS STUDY という日本の研究がなされていて80 mg/dl 未満に下げると少し動脈硬化が改善したという報告がありました。また海外では LDL コレステロール値は低ければ低いほど良い、という概念ができつつありましたから、その薬を内服して取り敢えず70 mg/dl 以下ぐらいに持っていきました。しかし当方の体調は全く変わりがありませんでした。なぜなら動脈硬化の原因は LDL コレステロールだけではありません。血糖値も非常に大切になってきます。当時私の HbA1c は6.6あり、立派な糖尿病でした。これも家系的な問題です。叔父が糖尿病でしたから遺伝子を受け継いだのでしょう。

　ではどこまで血糖値を下げたらいいのか？　暗中模索で治療をやってみました。結果として、いつ血糖値を測っても血糖値が

120 mg/dl 未満に持っていけば糖尿病は収まって尚且つ動脈硬化も良くなるということを発見しました。

　およそこの解決に３〜４年かかりました。このことについては９年前に書いた当方の論文の検証と共に後ほど詳しく述べます。

　何度も述べますが、10年以上前にはどこの海外の論文を探しても動脈硬化症の解決法については全く述べられておらず、その事実は現在に至っても全く同じです。当方がその解決法を９年前に論文として発表したのに、全く顧みられておりません。実に残念なことです。

　この事実が広まれば心筋梗塞や脳梗塞、脳出血、くも膜下出血などで亡くなられる方をゼロにできるのに。残念なことです。

　最近思うのは、多くの医師が専門分野だけは詳しいのですが、自分の専門を離れると知識に乏しい、というか関心が無いということです。

　多くの医師が日々の仕事に忙殺されて他科の勉強をする時間が取れない、ということも大きい理由だと思います。

　一番理想は広く一般医療の知識を持っていて、尚且つ専門分野も優れている、これが理想でしょう。大学組織も予算をあまりもらえず人員を確保できないために研究が進んでいない状況にあり、とても他の人の研究にまで興味が及ばないという状況なのだと思います。

　また最近の政府の意向で研究予算をとるのに５年計画で計画書を出さねばならず、これではまともな論文が書けませんし、データの改ざんや、捏造論文が出てきても仕方がないと思われます。せめて10年ぐらい猶予を見ないと意味のある研究ができるか非常に疑問です。当方の研究もおよそ３年ぐらいでまとめましたが、十分吟味できるまで10年以上かかっております。それでもまだまだ改善の余地はあると思います。現状のままでは科学立国

である日本は滅んでしまうと思います。日本のノーベル賞受賞者の多くが言っておられるように、日本の科学分野が危機的状態にあると思われます。

　少し話がずれましたが、慢性の感音難聴の話に戻していきましょう。まず聴力図の見方ですが、横軸が周波数を表しており250 Hz から右に向かって高音の 8000 Hz までの音に分かれています。つまり低音から高音の音をそれぞれ検査いたします。縦軸はデシベル（dB）という音の大きさを示しており、上に行くほど音が小さく下に行くほど音が大きくなっております。つまり小さい音で十分聞こえる場合、聴力図は上にあり難聴の程度は軽いことを意味します。また逆に大きい音しか聞こえない場合、聴力図は下の方になって、それだけ聞こえが悪いということを示します。当院ではこの 250 Hz から 8000 Hz までの平均 dB を計算し

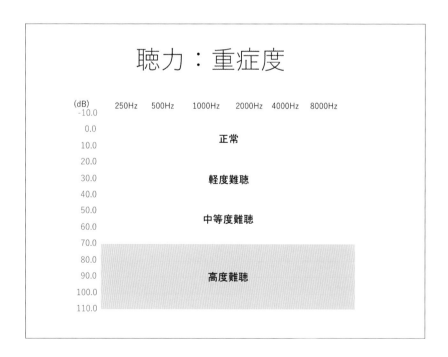

てその方の平均聴力として計算しております。その平均聴力が
−10〜20 dB が一応正常範囲とされています。20〜40 dB が軽度難
聴、40〜70 dB が中等度難聴、それより大きい音である70 dB 以
上を高度難聴と決めております。

　ここから当方の治療の効果をお示ししていきましょう。
　まず当院で治療を行った、慢性感音難聴の全症例282例の平均
聴力図を示してあります。ブルーのラインが治療前の平均聴力
で、ピンク色が治療後の平均聴力を示しています。
　なおここでは各個人の聴力の平均をとり15 dB 以上の聴力改善
を認めたものをサンプルとしています。それ以下の5〜10 dB の
平均改善例は除外しております。ここに入れても良いのですが聴
力検査という検査は、検査する人によって多少の誤差が出てくる
場合があるのであえてここに入れませんでした。

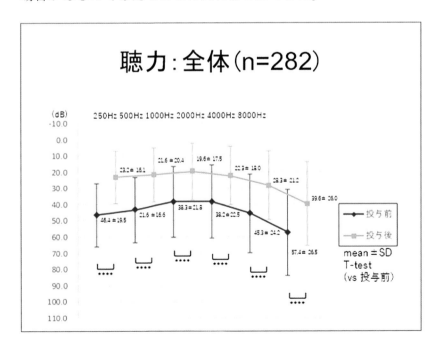

ここで述べておきますが、全難聴治療者の中で平均聴力が15dB以上改善した方は約8割です。簡単に述べると難聴の患者さんが来られて、明らかに聴力が上がるのは8割の方です。一般に慢性の感音難聴は治らないとされていますが、実は動脈硬化治療を行うとかなりの方の聴力改善が認められるということが分かりました（これは世界初のデータです）。

　実は、グラフ上はそういう結果なんですが、もっと面白いことが分かってきました。難聴は一応純音聴力検査と言って一定の周波数の音を聞いてもらって聞こえを判断するのですが、この聴力図では表せないことがあるのです。これはこの治療を行った当方でしか分からないことなのですが、聴力検査ではほとんど変化がないのに、患者さんが物すごくはっきり聞こえるようになった、テレビのボリュームが明らかに小さくなった、また当方が診察していても、初めの診察で聞き取りにくくされていたのが、聴力検査では全く変化がないのに治療後に普通に会話ができているんです。このような方が非常にたくさんおられるのです。これは語音明瞭度と専門では言うのですが、言葉が非常にはっきりと聞こえるようになるようです。

　話を聴力に戻しますと、慢性感音難聴では一般的に若い方ほど治りやすく高齢の方ほど治りにくい、また難聴の程度が軽いほど治りやすく、高度難聴になるほど治りにくいという定説があるのですが、本当にそうなんだろうか？　ということで、難聴の程度別と、年齢別に分けてそれぞれ検討してみました。それを図に示します。

　まず難聴の程度別に本当にそうなのか？　当院の結果を聴力図で示してあります。聴力図は軽度、中等度、高度の順です。

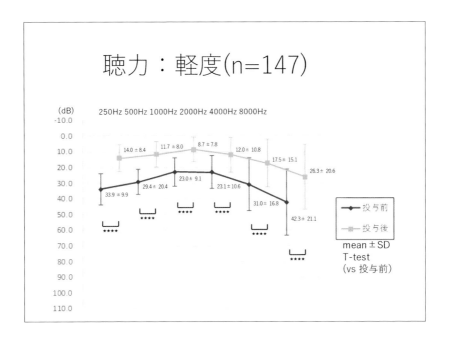

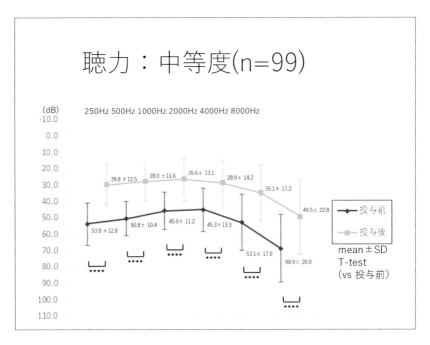

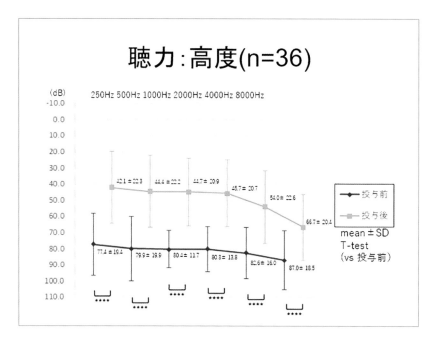

聴力：高度(n=36)

(dB)　250Hz 500Hz 1000Hz 2000Hz 4000Hz 8000Hz

投与前
投与後
mean ± SD
T-test
（vs 投与前）

　見ていただければ分かるように軽度の難聴はかなりの改善を示しており正常化していますが、高度の難聴が全く良くならないかというと、そうでもありません。結構改善しています。この時点で一般常識は間違っていると言えます。だって高度難聴でもかなりの改善を示すのですから。

　相対的に言えることは、この治療は十分に試してみる価値があるということです。8割を超える方に何らかの聴力の改善を認めるのですから。

　それに、一番大切なことを述べておきます。

　これはこの本では何度も強調いたしますが、これらの疾患の根本原因は動脈硬化症であることです。はっきり申し上げて聴力は良くなったら儲けものですが、当方が最も重点を置いているのは動脈硬化症の方です。お元気で長生きしていただきたいのです。

　仮に他の対症療法で聴力が良くなっても、動脈硬化症で亡くなられました、では身も蓋もないのです。

　当方がこの治療に力を入れているのは、無駄な医療費を使ってほしくないと思っているからです。なぜか？

　もう９年前ぐらいになるでしょうか、デンマークから面白い論文が出ました。内容は、検診を受けて医師の指導の下、治療を受けている方と検診を全く受けずに何の治療も行っていない方を半数ずつに分けた22万人の研究で、それぞれで寿命に差があったのか？　という論文が出たのです。結果は両群で寿命の差が全くなかったのです。驚きました。つまり現在行われている医学的治療のほとんどが対症療法にすぎないことを示している画期的な論文だったのです。

　では本当に意味のある治療とは？

　　当院の動脈硬化治療がまさにこれに当たる、本当に意味のある治療だと思っております。

　過去の私の本『すべての病気の根本に動脈硬化あり』でお示ししましたが、後天的な病気の多くが、動脈硬化症が原因であるということを示した内容で、LDL コレステロールと血糖値をコントロールすることにより動脈硬化症を治療できて多くの病気が良くなり健康になれることを示したものです。

　事実この治療を行われている患者さんたちは皆さん、来られた時の病気も良くなり、その上に体全体が非常にお元気になられて風邪一つひかれなくなります。

特に老齢の方が非常にお元気で、80歳を超えても皆さん働いておられ税金を納めている方がたくさんおられます。それとこの治療をされていると、亡くなる方がおられないのです。これこそまさに健康寿命を延ばして元気で長生きできる、真に意味のある、対症療法ではない、根本治療法であると言えます。
　何度も言いますがめまい、難聴も大切ですが、動脈硬化症を完全に良くすることが当方の使命であると考えております。

　ここで話を慢性感音難聴に戻しますが、驚くことに高度難聴の方でも中等度難聴まで戻られる方がたくさんおられるということです。
　でもここで申し上げたいのは高度難聴でもかなりの改善は認めますが、全くの正常に戻ることはなかなか難しいということなのです。

　　ですから強調したいのは、できるだけ難聴の程度が
　　軽いうちに治療を開始することなんです。

　少し聞こえにくいかな？　これが治療開始のポイントです。聴力が少しでもおかしいかなと思われたらすぐに治療を開始するべきなんです。
　だってグラフが示すように軽度の難聴であれば、元の正常聴力に戻る確率が非常に高いのですから。
　放置しておくべきではありません。
　もう１つ述べたいのが難聴の原因は動脈硬化症なんです。少しでも早く治療しないと脳梗塞や脳出血、くも膜下出血や心筋梗塞になる可能性が高いのですから放置しておくべきではありません。
　難聴に関しては様々な対症療法があり、聞こえが一時的に良く

なることがあるかもしれませんが、それで放置しないでください。なぜならそれで仮に良くなってもその難聴の根本にあるのが動脈硬化症なんですから。

　よく考えてくださいね、根本原因の治療が一番大切なんです。

　もう１つの疑問である、年齢が行くほど難聴は治りにくいという一般常識は果たして正しいのか？　という疑問です。

　そこで先ほどから述べている282例の難聴の方を年齢別に分けてみました。

　はたして高齢ほど難聴は治りにくいのか？

　図で示していきます。

　一般の方はびっくりされるかもしれませんが、若い方でもまれに感音難聴の方がおられるのです。もちろん血管年齢は高い方が

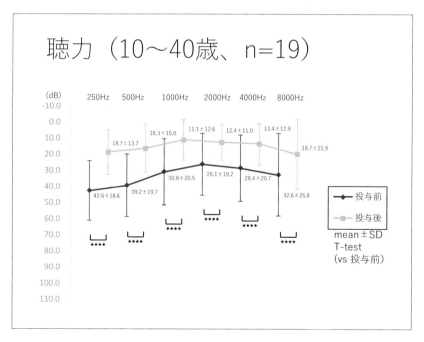

多いのです。

　実は現在、食の欧米化でどんどん若い方の動脈硬化が増えてきていて、大きな社会問題となっています。それと最近若者の難聴で問題になっているのが、スマホでイヤーホンを両耳につけて大きい音で音楽を聴いていることです。この影響で若者の難聴が確実に増えています。論文でも報告されています。

　ところで聴力ですが、きちっと動脈硬化治療をすると皆さん聴力が良くなって正常化していることが聴力図を見ていただくとお分かりいただけるかと思います。

　次に40歳台です。同様に聴力が正常化していることがよく分かります。

　50歳台でも変わらず良くなっています。

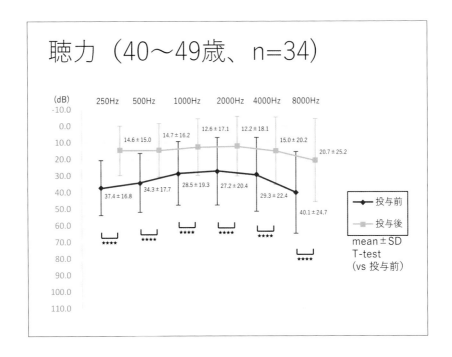

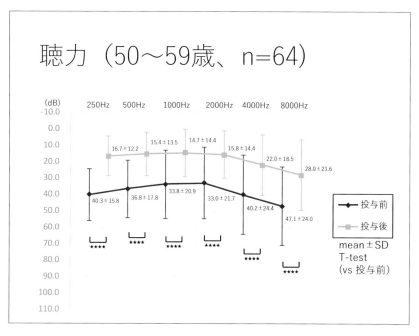

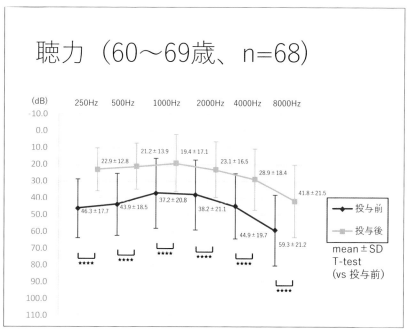

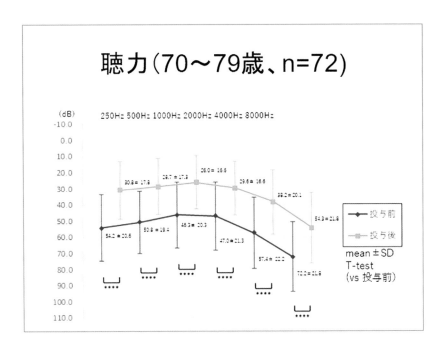

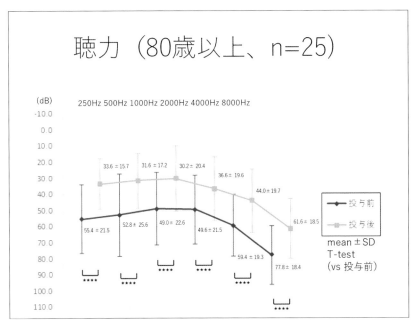

　60歳台でもかなりの聴力改善を認めます。しかし全員が正常聴力に戻っているわけではありません。

　次は70歳台ですが、かなりの改善率です。60歳台と比べてほとんど変化はありません。

　後に80歳以上の難聴の方の聴力変化を示します。聴力改善度はかなり良好だと思いますが、何せ初診時の聴力がかなり低下してこられていますので、正常聴力には戻っていませんが、かなり聞こえるようになっておられます。

　難聴の程度別と難聴の年齢別にそれぞれ聴力の改善度を見てきましたが、どの図を見てもかなりの改善度を示しています。

　ですから最初に申し上げた一般的常識、つまり難聴の程度がひどいほど治りにくい、年齢が行くほど難聴は治りにくいということは正しくない、ということが明らかとなっています。
　老齢の方は当院へ来られる時の難聴の程度が初めからかなり悪いので、治療後の聴力は正常には戻っていませんが、改善度から見ると、どの図も同等に改善していることが分かります。
　しかし老齢の難聴の場合、若者と同じように治療できるか？というと必ずしもそうではないのです。原因である動脈硬化です。
　当然ご理解いただけるかと思いますが、老齢の方の方が断然動脈硬化症がひどくなっている場合が多いのです。
　あまり動脈硬化がひどいと、治療後との血流の変化があまりに激しくなるので様々な体の変調を来してくる可能性が高くなります。例えば立ち眩みを起こしたり、めまいがひどくなったり、

末梢血管の炎症を来したりすることがあります。そのために ba-PWV（血脈波）の数値が異常に高いと治療を諦めざるを得ない場合もあるのです。その辺はご理解ください。

　ここで上に述べてきた282例の慢性感音難聴患者さんの治療データを25〜27ページに提示しておきます。LDL コレステロール値に関しては126 mg/dl あったものが治療で61 mg/dl まで低下しており、当方の目標値である50〜70 mg/dl の範囲にきちっと存在しています。血糖値の指標である HbA1c に関しては、治療前の患者さんの平均は5.8を超えております。実は、この数値が5.6を超えると糖尿病の予備軍であり、実際体の中では糖尿病が血管に及ぼす作用と何ら変わりないことが最近の多くの論文で言われております。当院の調査ではこの数値が大体5.3以下にあるとまずまず安全圏と判断しております（理想はあくまでも5.1以下ですが）。治療データの結果は5.26でありまずまず頑張っておられると思います。この結果として動脈硬化も改善してその上に難聴が良くなるのです。
　もう一点注目していただきたいのが血圧に関してです。治療前の平均血圧が139/84 mmHg あったものが、この治療で110/68 mmHg まで低下しています。この治療に降圧剤は一切使っていませんので、結論から言うと動脈硬化症で内腔に詰まっていたプラークが取れて血管内が奇麗になり、血管内腔が広くなって血圧が低下したのです。
　実はこの治療前の患者さんの平均血圧は明らかに高血圧なんです。それがこの治療によって全く正常になるのです。素晴らしい効果だと思いませんか？

　ところで高血圧というと、よくある疾患なんですが、一般的に

治療に関しては降圧剤が使われます。日本の高血圧学会のガイドラインが決めている治療目標値が130/80 mmHg 未満なんです。

　実は日本の最近の調査で、この高血圧に対して治療を行っている患者さんを対象として、どの程度この目標値に達しているかを調べた結果が出ています。皆さん、治療目標達成率がどのくらいか、ご存じですか？　正解は３割にも届いていないんです。

　実は私は日本人の高血圧の大きな原因は、この動脈硬化症であると思っているのです。そのため降圧剤を使っても詰まった血管が奇麗にならない限り血圧は下がりません。むしろ強力に降圧剤を使って血圧を下げてしまうと血管が詰まってきて脳梗塞や心筋梗塞が起こる可能性があるのです。

　こういう状態を高血圧のＪカーブと言います。血圧が高すぎても脳出血やくも膜下出血での死亡率が高くなり、逆に降圧剤で無理やり血圧を下げすぎると上に述べたように心筋梗塞や脳梗塞での死亡率が高くなる、ということなのです。この本を読んでおられる方はよくお分かりだと思いますが、動脈硬化症を取る治療をしないと安全に血圧は低下しないということなんです。

　たかがめまい、難聴と思われているかもしれませんが、原因が動脈硬化症である以上、非常に大変な病気なのです。一般の健康番組などでも、もっと情報を発信していただきたいと思います。

　話が少しそれますが、このコレステロール値の中でもいわゆる善玉と言われる HDL コレステロール値について少し述べてみます。今でもこの数値が高いと安全だから少し LDL（悪玉コレステロール値）の数値が高くても心配いりませんよ、という医師が相当数いることを見聞きしますが、これは全くの間違いです。

　実は HDL コレステロールは詳しく調べると４種類に分類できて、その中で本当の善玉は１～２種類しかなく、この数値が高い方は悪玉の HDL が高い場合が多いのです。その結果、最近の海

外の論文ではこの HDL が高い方に動脈硬化のひどい方が多い、ということが分かってきております。当然当院の動脈硬化治療対象になりますので、くれぐれも間違いのないようにお願いいたします。

　一応の HLD コレステロールの目安は 80 mg/dl までと思っておいてください。この数値を超えてくると動脈硬化症が悪化します。

　次に図の ba-PWV（血脈波）に注目してください。これが動脈硬化症の判定をする元の大事な数値です。この治療で 1689 mm/s から 1465 mm/s に著明に低下しています。後に別枠でコロナ関係について述べますが、実はこの数値、コロナの重症化とすごく関係するのです。

　最近になって海外ではコロナ感染症に関係する論文が結構出てきていまして、この ba-PWV（血脈波）の数値がかなり高いと重症化や死亡者が増え、低いと、もし仮にコロナに感染しても軽症あるいは無症状で経過することが分かっております。

　当方、コロナ感染が始まった時から、このウイルスのターゲットは動脈硬化症であり、当方のこの動脈硬化を取り除く治療は最高の予防法であり、尚且つ最強の治療法であると述べてきております。治療後の図に示す ba-PWV ぐらいの数値なら全く感染しても問題ない数値だと思います。

　というのも、ワクチン開発や薬の開発が進んでおりますが、少しウイルスが変異するだけで、再び薬やワクチンを開発しなおさなければなりません。しかし当方の治療は感染の元を取り除いてしまうことと、末梢循環が完全に回復しますので「総合免疫力」が非常に優れた状態になり、ダブルパンチでコロナをやっつける

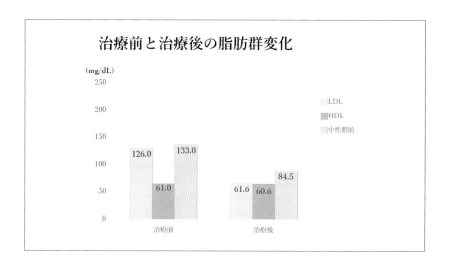

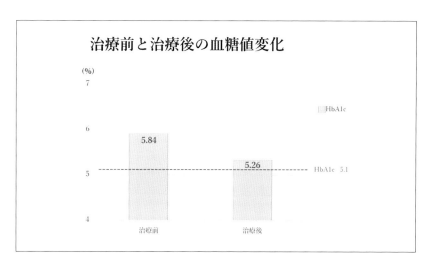

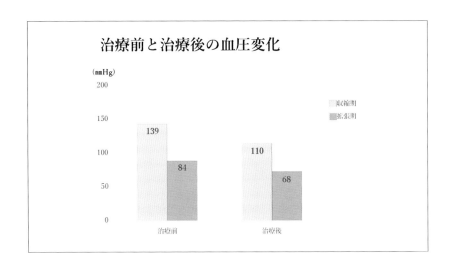

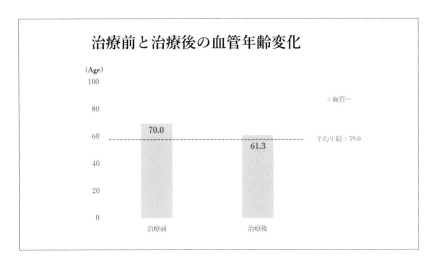

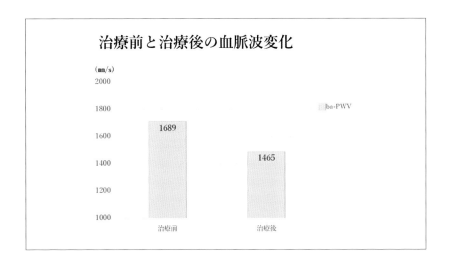

ことができます。素晴らしい治療だと思います。

　これだけコロナが騒がれているのですから、もっと見直されるべき治療法であると当方は思っております。もちろんコロナにも強くなるし、その他のウイルスや細菌に対しても同様のことが言えて健康で長生きできるのですからこれほど良い治療法はありません。

　当院でも mRNA ワクチン接種を国の依頼で受けましたが、副反応の方がたくさん出ました。血圧が変動したり血糖値まで変動するしめまいはするし、中には脳梗塞で入院される方まで出る始末。今でも全身のしびれや筋肉痛、体のだるさ、嗅覚異常を訴える方もおられます。ワクチンでこんな副反応が出てはたまりません。話がだいぶそれましたが。

　ざっと慢性の感音難聴の原因と治療、そして当院の治療効果について述べてきました。これはあくまでも平均的な結果であって、それぞれの患者さんでは異なった反応を示す場合もあります。でもおよそ8割の方に明らかな改善を認めるのですから是非

やってみるべきでしょう。

　記憶に残る治療については、第五章の所で症例提示を行いますので、また後のページで詳しく述べていきたいと思います。この提示する症例は一般の患者さんも驚かれるでしょうが、一番びっくりするのは耳鼻咽喉科の医師ではないでしょうか？　見たことも経験したこともない結果をたくさん載せますので、第五章を楽しみにしていてください。

●特殊な慢性感音難聴である騒音性難聴について

　やはりこの疾患についても述べなければならないでしょう。この疾患は慢性的に騒音下で長時間仕事をされている方に見られる難聴です。聴力図の特徴として、4000Hzにのみ難聴が見られます。どういうメカニズムで4000Hzだけが障害されるのか？　詳しいことは分かっておりません。しかし同じ騒音下でも難聴を起こす方と起こさない方がおられるのも事実です。当方の調査で、この難聴を起こされる方の血管年齢は全員高いということが分かりました。おそらく内耳血流が悪くなると、大きな音に対する聞こえの神経の抵抗性が悪くなって障害を起こすことが考えられます。動脈硬化症という観点からは是非とも治療していただきたいのですが、難聴治療の面からは改善度は50％ぐらいと思ってください。残念な結果ですが、純粋に動脈硬化で難聴を起こしている場合と違って、騒音による内耳神経の直接的な障害が大きな影響を及ぼしていると思います。でも治療してみる価値はあります。だって動脈硬化が取れるのですから。

第二章 急性の感音性難聴の治療効果について
（特に突発性難聴について）

　次は急性の感音難聴について述べていきます。今までは慢性的な変動のない難聴について述べてきましたが、ここでは急性感音難聴について述べていきます。

　急性の感音難聴？　これは突発性難聴がほとんどです。ある日ある時、突然に聞こえが悪くなる病気です。一般の耳鼻科ではウイルス性、原因不明、とされている場合が多いのですが、はっきり申し上げて多くの場合、当方は動脈硬化症が原因であると考えております。ここに挙げる66例の患者さんは、若い方もいれば高齢の方もたくさんおられます。

　高齢の方では動脈硬化症が原因と言っても納得されると思いますが、若い方でも最近突発性難聴が増えてきていて ba-PWV を測定すると、やはり血管年齢が高い場合が多いのです。以前も述べましたが、食事の欧米化でコレステロールの摂取量も増え、有り余る糖質の摂り過ぎで若い方でもどんどん動脈硬化症が増えてきているのです。その上に不規則な睡眠や、スマホばかり見ていて運動せずに不自然な姿勢で長時間過ごしている、まさに動脈硬化になってくれと言わんばかりの状態なのです。突発性難聴をいつ起こしてもおかしくない状態なのです、特に今の若い方は気をつけるべきです。この傾向は小児でも同様です。

　実際の治療では、若い方では少量のステロイド点滴で良くなる場合もあるのですが、多くの場合治療効果が芳しくなくて途中で動脈硬化治療に切り替えます。治療効果については次ページの図に示しますが、ほぼ全員元に戻ります。

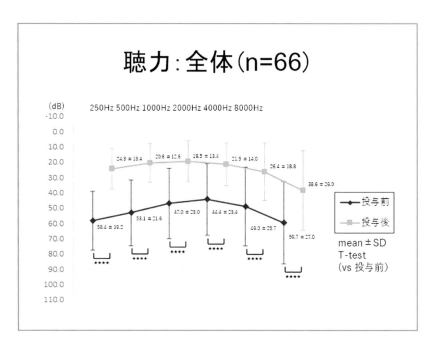

聴力：全体（n=66）

250Hz 500Hz 1000Hz 2000Hz 4000Hz 8000Hz

投与前
投与後

mean ± SD
T-test
（vs 投与前）

　66名の結果を図に示しましたが、ほぼ全例で聴力は良くなっ
て正常化しています。

　ここに突発性難聴の全患者さんの解析データを少し記載してお
きます。
　患者さんの平均年齢は60.3歳、血管年齢の平均値は72.4歳
で、この検査で実年齢であった方はたった5名でした。やはり
高率に明らかな動脈硬化を認めます。またこの検査で ba-PWV が
1800 mm/s を超えると近い将来脳梗塞や心筋梗塞を起こす可能性
が高いとされているのですが、この数値を超えている患者さんは
およそ40％でした。かなり高い数値であることがよく分かりま
す。また血管年齢が100歳を超えているかなり危険な方も21％も
おられるのです。
　男女比は男性が23人、女性が43人と、意外にも女性がかなり

い多いことが分かりました。血圧に関しては治療前の血圧が平均で138.5/83.5 mmHg あり、高血圧を呈していましたが治療後は113.8/70.9 mmHg と正常になっております。治療前の ba-PWV も平均で1688 mm/s ありましたが、治療後は1451 mm/s までかなり低下しております。

　現在の一般的治療では65歳以上の突発性難聴はまず改善しないと言われていますが、その原因はやはり高齢になると動脈硬化がひどくなり一般的なステロイドの治療や高圧酸素療法では良くならないことを示しております。その点当方の強みはその治りにくい原因とされている動脈硬化を直接取り除くのですから、これほど頼りになる治療法はありません。

　ではどの突発性難聴でも完全に良くなるのか？

　実はそうではありません。突発性難聴の治療の鉄則は、できるだけ早く治療にかかることです。

　当方の治療経験では、発症から10日以上経つと完全には治りにくいと思われます。原因がやはり動脈硬化で内耳の蝸牛動脈が詰まるために起こることが考えられますので、詰まった先の聴神経は窒息状態にあるわけですから、時間が経つと神経が死んでしまうと考えられるからです。ここが慢性難聴と異なる点なのです。

　病理学的に述べると、慢性の感音難聴の聴神経組織は、内耳神経の支持組織である外有毛細胞にコレステロールが溜まっており、直接の聞こえの神経である内有毛細胞にはコレステロールはあまり蓄積されておらず、神経障害があまりひどくはないのではないか？　というのが私の結論です。そうでないと聴力の改善の理論が説明できませんから。

　しかし一方で改善が認められない方も少数ですがおられることは事実です。このことについては遺伝子的背景があるのではない

かと当方は思っております。家系的に難聴の方が多くおられる、そういう方は治療に関しては気を付けなければならないと思います。きちっと動脈硬化治療をしても改善が認められない可能性がありますので。

　ここで突発性難聴の各論に入っていきます。
　いきなりですが突発性難聴の1症例を提示してみます。70歳の男性で内科的な治療は全くない方です。青の線は左の聴力で、赤い線が右の聴力です。

　朝起きたら突然右耳が聞こえなくなっていて、びっくりされて当日に当院を受診されました。当日の聴力検査では右はほとんど聞こえておりません。そこで右側の突発性難聴と判断いたしました。ba-PWV（血脈波）は2500 mm/s を超えており、血管年齢は

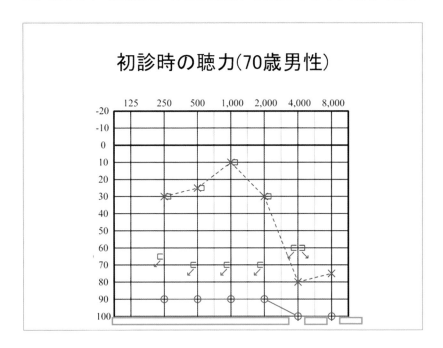

軽く100歳を超えておりました。こういう場合は同時にめまいを起こしてくる場合が多いので、大事をとって総合病院の耳鼻科へ紹介して入院の上、ステロイド点滴を行っていただきました。点滴開始後3日経っても変化がないと、主治医から連絡がありました。

　初診時の血液検査でLDLが120mg/dl、HbA1cが5.0で血糖値に問題はないことが分かっておりましたので、主治医にお願いしてステロイド点滴の途中からスタチンをLDLが80mg/dlを切るように投与を開始してもらいました。1週間のステロイド点滴でも結局全く右の聴力に変化はなく退院されてきて、当方を受診されました。

　患者さんにはコレステロールの治療効果が出るのには1週間ぐらいかかるので、もう少しお薬を続けて様子を見ましょう、と申し上げて帰っていただいたのですが、その3日後、突然当方の外来に来られて、先生聞こえが元に戻りましたとのこと、急いで聴力検査を行いました。その時の結果を次ページの聴力図にお示しします。

　右の聴力は完全に元に戻っており、よく聴力図を見ていただくと、元々異常がなかった左の聴力もかなり改善されていることが分かります。これが、当方が突発性難聴に動脈硬化治療を行った初めての経験ですが、素晴らしい結果です。ただし、高音の両側難聴は、これは加齢的変化ですのでなかなか治ってはいません。

　この聴力図を一般の方が見られてなるほど、と思われるかもしれませんが、一番びっくりするのは一般の耳鼻科医でしょう。こんな聴力図を見たことがないと思います。こんなことはまず起こりえないからです。

　もちろん、治療開始から3カ月で血管年齢は正常化いたしました。その後聴力に変化もなく血圧も安定していて外来に来られて

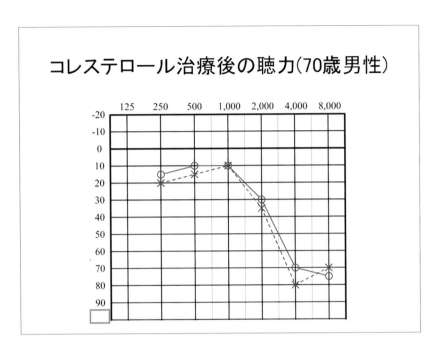

コレステロール治療後の聴力(70歳男性)

います。

　ここで老齢の突発性難聴の例をもう１つ挙げてみます。症例は
76歳男性で、以前から少し聞こえにくいという訴えがあり、年
齢のためと考え放置しておられましたが、前日に左の聞こえが急
に悪くなり気になって当院の外来を受診されました。
　聴力図を次ページの上に示します。

　ご覧いただければお分かりのように、どうも中等度の両側難聴
が以前からあり、その上に左の突発性難聴を起こされたようで
す。まずはステロイドの少量点滴を２日間行いましたが全く聴
力に変化が無かったために、スタチンを使用して LDL コレステ
ロールが80 mg/dl を下回る量を投与いたしました。この方の反応
は早く翌日から聴力が改善し始めました。治療後10日目の聴力

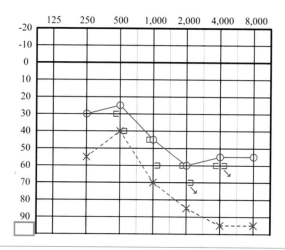

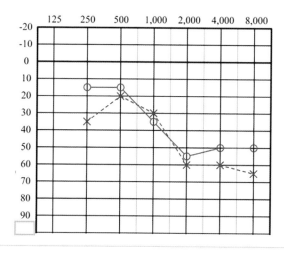

図を先のグラフの下に示します。

　治療後の図を見てくださると分かるように右と左の聴力が同等となっており元に戻ったことが分かります。もう少しよく観察すると、この方も治療前の聴力と比べて赤い線で示した右の聴力がかなり改善していることが分かります。初めに示した第一例の時と同じく両側の聴力も治療後に更に改善していることが考えられます。この方も治療前の血管年齢は98歳と出ておりましたが、およそ３カ月で血管年齢は正常化しました。

　次にもう一例、老齢の方の症例を追加します。症例は73歳男性で３日前から難聴に気付き当院を受診、突発性難聴と判断し治療した症例です。青の線の左の聴力がほぼ聞こえなくなっております。

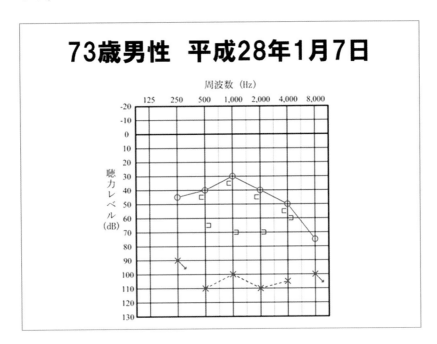

　血圧がやや高く152/86mmHgで血管年齢も89歳と高く、少量ステロイド点滴を2日行いましたが全く変化なく、直ぐに動脈硬化治療を開始いたしました。

　治療開始後9日目の聴力を下に示していますが、少し聴力が改善してきております。

　この方はゆっくりとした改善の仕方をされた方で、完全に聴力が戻るまで1カ月半かかりましたが、この方も他の方と同様右の聴力も治療前の聴力よりも30dBぐらい良くなっています。初診で来られた時は会話がかなり聞こえづらそうでしたが治療後は、かなり離れていてもすごくよく聞こえるようになられました。血圧も120/76mmHgまで改善して血管年齢も正常化いたしました。

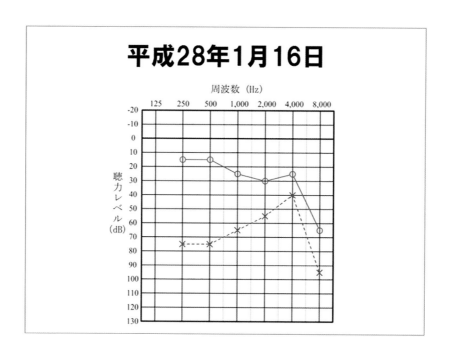

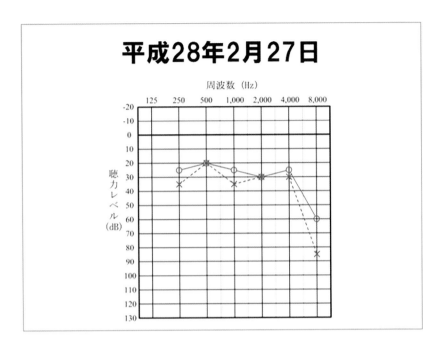

平成28年2月27日

周波数（Hz）

聴力レベル（dB）

　これらの事実は、一般の耳鼻科的治療ではまず考えられないことです。当方の動脈硬化治療ならではの効果と考えます。

　まず一般的に、65歳以上の突発性難聴は改善が難しい、と論文でも発表されているからです。実際の論文では、徳島大耳鼻科武田先生が65歳以上、ba-PWV が1400mm/s を超える場合は回復が難しい、と報告しておられます。

突発性難聴に対する高容量ステロイド点滴に対して一言

　ここで一般的な突発性難聴の点滴治療について少し述べてみたいと思います。この点滴治療ではかなり多量のステロイドが使用されるのですが、ステロイドは良いことばかりではありません。副作用もあります。量をたくさん使えばそれだけ副作用が出てきます。最も大きなポイントは血圧上昇、血糖値上昇、コレステ

ロール値上昇などがあります（つまり動脈硬化にはあまりよくありません）。

　したがって私が突発性難聴に使用する時は極少量を使います。少量でもステロイドはかなりの血流改善作用があるからです。当方はこの治療で改善が無い時は、できるだけ早く動脈硬化治療を行います。

　一般の突発性難聴における高容量ステロイド点滴の場合、まれにですが大変な副作用が出ます。それは大腿骨頭壊死と言って、大腿骨の一番上の部分が壊死を起こして股関節がダメになってしまいます。そのため人工骨頭手術を行わないと歩けなくなってしまう、という副作用があるのです。

　恐らく高容量ステロイドホルモンの影響で急激に動脈硬化がひどくなり、大腿骨の骨頭への血流が阻害されて骨が壊死を起こすのではと私は、考えております。

　そのため当院では突発性難聴の方にステロイドを使用する場合は、ごく少量の点滴しか行いません。それで効果が無ければ直ぐに動脈硬化治療に変更いたします。この動脈硬化治療では全身の血流がすごく改善されますので、難聴の改善だけでなく全身の血管が奇麗になり、体調改善が図れるからです。

　ここに当院で治療を行った全66例の突発性難聴の方の平均聴力改善度を次のページに再度聴力グラフでお示しいたします。濃いブルーの線が治療前の平均聴力です。約50dB の難聴がありますが、治療後は平均20dB まで改善しております。ほぼ正常の聴力にまで改善しております。実は66例の患者さんのうち65例が元の聴力に戻っており、残念ながら元に戻らなかった症例は1例だけです。実はこれは素晴らしいデータです。日本国内の突発性難聴の治癒率の各報告を見ると、完全に元に戻る、つまり正常で

ある方と同程度に改善するのは30％ぐらいとされていますから、当院の治療の効果は絶大です。後でこの良くならなかった症例の提示も行いますが、問題は糖尿病です。

　実は私が気になるのは、突発性難聴も最近は若い方が結構多い点です。私がまだ若かった頃は、中高年の突発性難聴ばかりだったのですが、若者が徐々に増えてきております。当然のことながら若い方にも血管年齢が高い方が非常に増えてきているからです。今後どんどん増加する可能性が高いと思います。

　ここで1例紹介してみましょう。症例は17歳女性の突発性難聴です。17歳で突発性難聴？　と思われるかもしれませんが、実際の診療ではたまに見かけます。この女性の血管年齢は37歳でした。明らかな動脈硬化症です。低音障害型の典型的な動脈硬

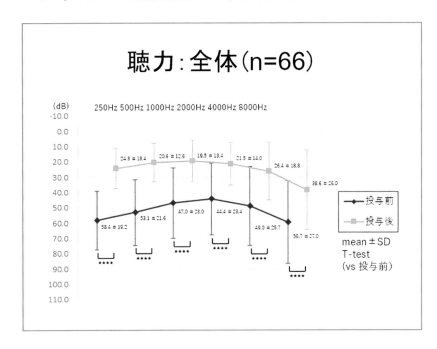

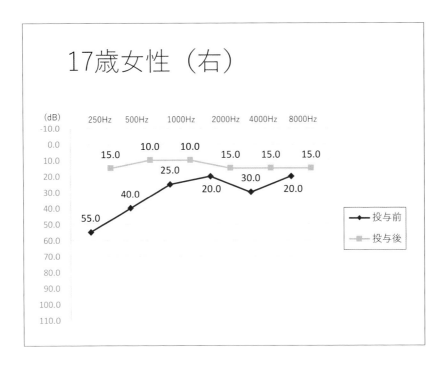

化型の突発性難聴です。少量のステロイド点滴を２日間行いましたがあまり効果がないために動脈硬化治療に切り替えました。治療後２週間で治療前の聴力を示す青色のグラフがピンク色のグラフに示すように10dBまで回復しました。若くても突発性難聴を起こす、という１例を紹介しました。確実に若い世代まで動脈硬化が浸透している例です。この女性だけが特別なのではありません。

　この女性はたまたま突発性難聴で症状が出ましたが、そもそも動脈硬化症はほとんど症状が出ません。この年代でも確実に動脈硬化が進行していることを示すいい例だと思います。

　ここで少しお話ししておきたいのはこの治療で突発性難聴が回復した症例は全員ではない、ということです。

　ここで当院の動脈硬化治療で良くならなかった１例を紹介いた

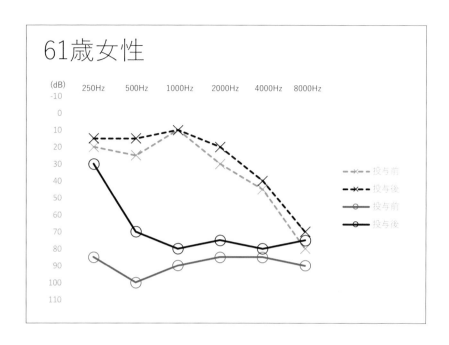

61歳女性

(dB)

| | 250Hz | 500Hz | 1000Hz | 2000Hz | 4000Hz | 8000Hz |

- ----×---- 投与前
- ----×---- 投与後
- ──○── 投与前
- ──○── 投与後

します。

　この症例は、糖尿病患者さんの右の突発性難聴です。61歳女性ですが糖尿病がありインスリンを併用されていました。血管年齢は80歳、右の高度難聴で糖尿病があるので治りにくい予感がしました。糖尿病ですが、まずは少量のステロイド点滴を２日行いしましたが全く改善せず、動脈硬化治療に切り替えました。動脈硬化治療といってもLDLについては内服を直ぐに開始して、目標値には簡単に持っていけましたが、問題は血糖値です。困りました。しかしできるだけ早く正常値の120mg/dl未満にもっていかないと良くなりません。インスリンを打っておられたので自己血糖測定は頻回にされていました。まずは炭水化物を減らしながら血糖値が120mg/dl未満近くに下がってきたらインスリンを減らしていく、という方法でインスリンを完全に止めるのに３週間かかってしまいました。結局LDLコレステロールは比較的早

くコントロールできましたが、血糖値が早期に解決できませんでしたので、聴力図を示しますが、十分な回復とはいきませんでした。左のグラフでは赤線が治療前の右の聴力ですが、ほぼ聞こえない状態になっております。残念ながら治療後も少しの改善を認めるだけになってしまっています。

　この患者さんは、その後血管年齢も正常化してインスリンも止めることができました。糖尿病も収まり、すこぶるお元気に通院しておられますが、せめてインスリンを糖尿病科で止められて、もっと早期に積極的な治療ができていたら、この結果は全く違うものになっていたでしょう。

　現在日本においても疑い例も入れると6人に1人が糖尿病に罹患していると厚生労働省の報告で述べられており、しかもどんどん増加している状態なのです。したがってこの方のような患者さんがどんどん増えてくる可能性が高いと考えておいていいと思われます。全く悩ましい状態なのです。

　著者は前著で『糖尿病は動脈硬化を治療すれば治る』を著しており、この事実がもっと早く日本中に広まることを切に願っております。糖尿病は治る病気であるということを、是非とも皆さん知っておいてください。

　私も実は糖尿病でHbA1cが6.6ありましたが今は4.9です。この4.9という数字、医療関係者が見たらびっくりするぐらい良好な数字なのです。日本人で血糖値が比較的奇麗な方でも、これくらい良いHbA1cの数値の方は非常に少ないと思います。当方の治療を守っていただければこのぐらいの数値にまで持っていくことは可能です。

　ここで糖尿病科の悪口を言いたくはありませんが、現在日本にいる糖尿病専門医で、糖尿病が治ると真剣に思っている医師がど

れぐらいいるのか？

　たぶんほとんどおられないと思います。当院が行っている糖尿病の完全治療に関しては、いろいろな識者の方からの勧めでYouTubeにアップするようになりました。「土田博夫、糖尿病」で検索していただければ、およそ20分ですが講演をしておりますのでそちらをご覧ください。どうして糖尿病科が糖尿病を治せないのかを詳しく述べております。

　その理由について、ここでも少し概要を述べてみたいと思います。糖尿病専門医が血糖値を怖がって下げられなくなった理由には、ある有名な論文の存在があります。俗にいうACCORD STUDYという研究で、2008年に論文が出ております。まずHbA1cが7.0〜8.0の糖尿病患者さん約2万人を2群に分け、半分はそのままの治療で続行する群とし、もう半分は血糖値の薬を増やしてHbA1cを6.0以下に持ってくる強化群とする研究です。その結果として糖尿病が合併する脳心血管疾患の将来の合併率の比較をやってみたのです。糖尿病専門医も血糖値を下げてHbA1cを下げた群のほうが、動脈硬化の成績が良いはずだと思って研究はスタートしたのですが、研究開始から強化群、つまりより血糖値を下げようとした群で脳心血管死、つまり脳梗塞やくも膜下出血、心筋梗塞等の動脈硬化症による死亡が相次いだのです。この研究は5カ年計画で始まったのですが思わぬ死亡が増えたために、わずか半年で研究がストップしてしまいました。これが有名なACCORD STUDYです。この結果から糖尿病専門医は無理をして血糖値を下げると死亡率が上昇すると考え、血糖値を下げられなくなってしまったのです。

　私もこの論文を見てみましたが、まず言えることは、糖尿病が動脈硬化疾患のうちの1つであるという認識に欠けていることです。つまりやっている研究は血糖値のことだけなのです。実は動

脈硬化を良くしようとすると当然 LDL コレステロールや血圧のコントロールが必要ですが、この研究にはそれが見当たりません。

　私から言わせるとこの研究は当然の結果と言えます。それともう 1 つ大切な点は、当方が見つけた血管障害帯（血糖値130〜140 mg/dl）の存在です（この血管障害帯についてはのちに詳しく説明します）。この存在に気が付かず LDL が高いまま、血管内にプラークが残存したままで血糖値を下げて血管障害帯に血糖値が頻繁にかかってくると、当然血管内皮に対する障害がどんどん増えてきて一気に動脈硬化がひどくなります。これが ACCORD STUDY が失敗に終わった真実です。

　糖尿病学会ではこの研究の失敗の原因を未だに解決できていませんが、ここに私が世界で初めて発見した真の原因を書いておきました。

　なぜか？　当方の治療ではこの点を踏まえて十分注意して治療を行っておりますので、何の障害もなく、皆さん安心して血糖値を下げられているからです。何度も言いますが私も糖尿病でHbA1c が6.6ありましたが、現在は4.9までになってます。これが、私が示す理論の証明です。もちろん HbA1c が10〜11ぐらいのかなりひどい糖尿病の方でも簡単に何の問題も起こさず血糖値は下がります。

　当院の糖尿病の患者さんの治療は、まず血管年齢を測定して血液検査をし、LDL（悪玉）コレステロール値を測り、すぐにまず LDL コレステロール値を下げることを行っていきます。基準は80 mg/dl 未満ですが余裕をもって50〜70 mg/dl ぐらいにコントロールしておくのが理想です。治療後 1 週間ぐらいで LDL コレステロール値は目標値へ下がりますので、それを確認してから DPP4阻害剤やセイブル、メトホルミンなどの血糖値のお薬を使用して、その上に炭水化物を減らしてもらって最高血糖値を

120 mg/dl 未満にもっていきます。

　この最高血糖値 120 mg/dl という数値は、私が世界で初めて見つけたのですが、これを常時達成できていれば糖尿病からおさらばしている、ということを示せているのです。これは、はっきり言って治療されている方からすればすごく楽なことです。なぜなら LDL コレステロール値は薬を飲んで安定的に下がっていますので、注意するのは血糖値だけです。120 mg/dl 未満にもっていけばいいのです。この血糖値だけを気をつければいいのです。後は何も考えることはありません。好きなだけ腹一杯食べてもらって大丈夫なんです。

　このように、治療の目標値（それも 1 項目だけ）が決まっているのですから、患者さんは楽です。

　ではお聞きいたします、糖尿病外来に行って、私が示したように、ある数値だけを守っていればあなたは完全に安心ですよ、と言われたことがあるでしょうか？　一般の糖尿病患者さんが、当院へ来られて治療のご説明をすると、こんなに数値をはっきり示してもらったことは一度もないし、きちっとした食事の指導も受けたことがほとんどないと言われます。これでは糖尿病患者さんがかわいそうです。たいていの場合、血糖値のお薬が 1 ～ 2 種類出ていて、そのまま、という形が圧倒的に多いのです。

　糖尿病専門医が糖尿病の本質を完全に理解していないのですから、指導の仕様がありませんし、ただ頑張れと言われても、どう頑張っていいのか全く分からない、これでは患者さんがお気の毒としか言いようがありません。

　つい最近来られた、めまいが主訴の糖尿病の高齢の方のお話をいたします。70歳男性で、糖尿病で専門医にかかられていてHbA1c が8.1あり、治療としては一般的な糖尿病薬を 1 錠出されているだけで、きちっとした食事指導はなく、現在でもまだ行わ

れているカロリー制限が行われており、当院へ来られた時は体が衰弱してフラフラの状態でした。

　当院へは最寄りの駅から徒歩で５分ほどですが、歩くのもやっとの状態で来られました。血管年齢は軽く100歳を超えていて血糖値は300 mg/dl を超えていました。すぐに LDL コレステロールの治療に入り120 mg/dl あった LDL コレステロール値を１週間で65 mg/dl まで下げました。その状態で炭水化物を減らしていただき、炭水化物以外の食べ物はカロリーに関係なくどんどん食べていただきました。

　日本では、糖尿病患者さんに対して、まだカロリー制限を行っている所がありますが、実は肥満や体重の増加とカロリーとはあまり関係がありません。栄養学で、まだカロリーのことを言っている国なんて日本だけではないでしょうか？

　当方も糖尿病でしたので、炭水化物は減らしていますが、カロリーは全く意識せずに、たくさん摂っております。しかし体重が増えることはありません。

　この患者さんですが、炭水化物以外は、好きなものをしっかり食べてください、と申し上げたらすごく喜ばれて、どんどん血糖値も下がっていき、３カ月経った今では体もかなり元気になられました。駅から医院までは楽に歩いて来られるようになり、最近の日課は毎日30分を３回しっかり歩くことだそうです。体力もかなり増え、表情もすごく明るくなられました。しかし体重にそれほど変化はありません。現在かかっておられる糖尿病専門医からは HbA1c が5.5まで下がったのは下がり過ぎだからご飯をもっと食べなさいと、言われたようです。あくまで当院の目標値は5.1以下であることを患者さんにはお伝えしていますので、これで血糖値をまた上げろなんて、どういうことなんだろう？　と患者さんが言われて、もう先生に全面的にお任せいたしますと言わ

れました。当方としては嬉しかったのですが。

　その専門医はどう考えているのでしょうか？　ご飯をさらに食べて血糖値を上げて一体どうするつもりなんでしょう？　おそらく全く糖尿病の本質を分かっておられないのでしょう。

　先ほど糖尿病のカロリー制限のお話をいたしましたが、この件については過去にイスラエルから素晴らしい論文が出ていて、糖尿病治療にはカロリーは全く関係しないということが、既に世界的に知られております。

　未だにこんなことを言っているのは勉強不足としか言いようがありません。この方は炭水化物を減らして、他の物は好きなだけ食べて体が非常にお元気になられ、筋肉もしっかりついて、おまけに動脈硬化も取れましたので大喜びです。体力も日に日に良くなられ体格も見るからに立派になられて、お会いするたびに表情に元気がみなぎっている様子がよく分かります。

　このイスラエルの論文の内容をごく簡単に述べますと、炭水化物を普通に取ってカロリー全体を減らしていく群と、炭水化物をかなり減らしてその他の物はカロリー関係なしにどんどん食べてもらう群を段階的に４つに分けて、体重やHbA1cの改善度、および患者の健康度を比較したものです。

　結果はカロリー制限したほうは体重が減り、体力も低下して、逆に血糖値は上がってしまい糖尿病が悪化したのです。

　一方、カロリー制限なしで炭水化物を極力減らした群のほうは、体重には変化がありませんでしたが、体が元気になり、体力はかなりついて血糖値もかなり改善した、良い所ばかりの結果だったのです。

　この論文の結果から、世界の糖尿病治療はカロリー制限理論の誤りを認め、今ではどこの国もやっていません。未だこんなカロリー制限治療をやっている国は化石賞ものです。患者さんがかわ

いそうです。食べたいものも我慢して、おまけに体力がなくなっていって血糖値まで悪くなったらどうしようもありません。当院へ治療に来られる糖尿病の患者さんの多くがこういう方なのです。当院で治療をされると比較的短期間で体力がものすごく回復されます。是非ともお勧めです。何度も言いますが拙著『糖尿病は動脈硬化を治療すれば治る』に詳しく書いております。コマーシャルではありませんが、食事の仕方など細かい点まで書いておりますので是非参考にしてください。ポイントは血糖値をコントロールしたいならまず悪玉コレステロールである LDL コレステロール値を十分に下げることです。そうしないと血糖値は安定して下がりません。これが一番大切です。

突発性難聴の話から糖尿病のほうへ話がだいぶずれましたが、この事実をしっかりと認識していただき、せめて難聴の治療時には、ひどい糖尿病状態という事態は避けていただきたいのです。突発性難聴は上にも述べてきましたが時間との勝負ですので、糖尿病の治療に時間を取られていたら、せっかく良くなる突発性難聴も良くならないからです。それぐらい糖尿病という病気は大変厄介な病気なのです。

糖尿病は動脈硬化疾患だけではありません。現在の日本人の死因の１位を占める癌も糖尿病が一番の誘因です。糖尿病の話をもう少しいたします。医師も絶えず新しい知識の蓄積が必要で、よく私も、症例問題集の類いを勉強するのですが、症例がややこしくなってくると、いつもその患者さんの基礎疾患に糖尿病が書かれているのです。あ〜また糖尿病か〜、これは病気がややこしいなあ〜、となるのも真実なのです。それぐらい糖尿病は様々な病気の問屋になっているのです。皆さん、この本を読まれたら、是非ともできるだけ早く糖尿病を治してください。当方の治療に従

えば、糖尿病は良くなると同時に、動脈硬化も取れますので元気になって無病で長生きできます。これほど良いことはありません。本人の苦痛も減りますし、当然医療費も安くてすみます。

　ここで少し気になるデータをお示しいたします。最近の日本人のコレステロール摂取量を示したデータです。少し前まではLDL コレステロール値は食べ物にはあまり影響を受けないという発表がなされていましたが、実際動脈硬化の診断や治療を集中的にやっていると、血中のコレステロール値も食事にかなり影響を受けていると私は感じております。そこで次に示すグラフです。
　ここにお示ししたグラフは最近の日本人のコレステロール摂取量をアメリカ人と比較したものです。びっくりされるかもしれませんが、小児から30歳ぐらいにかけて実はアメリカ人より日本人の方が遥かに多くのコレステロールを摂取しているのです。お

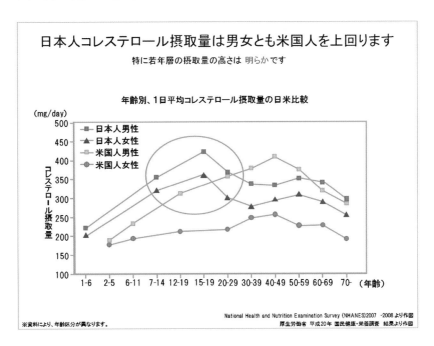

まけに周りに甘い食べ物の誘惑がワンサカとありますので、動脈硬化が増えて当たり前の状態なのです。私が述べているように突発性難聴を含め様々な病気に動脈硬化症が密接に関係している以上、若者がどんどんいろいろな病気にかかることが増えてきて、当然のことながら寿命も縮まってくると考えられます。

　少子高齢化で、それでなくても若者の人口が少ない日本で、若者の多くが病気にかかり寿命が短くなるとすれば大問題だと思います。これは単に難聴やめまいの話ではないのです。真剣に読んでいただきたいのです。よくマスコミでは人生100年時代と言われますが、今の若者の健康状態を見ていると、とても長生きできるとは考えにくいのが現状です。

●急性の騒音性難聴（音響外傷）について

　この病気については、原因は様々です。突然ふざけて耳元で、大声で怒鳴られる等いろいろなことがありますが、最近よく当方が経験するのがライブのコンサートへ行って、座っている席がスピーカーの前で、ずっととんでもない大きな音を聞いていた、その後聞こえていないことに気が付いた、このケースが多いですね。

　これは大きな音のせいで聴神経自体が障害を受けている場合がほとんどです。当然ながら治りはかなり悪いですね。すぐにステロイド点滴を行い1週間ぐらい治療を行いますが、成績は悪い場合が多いです。血管年齢はやはり、若くても高い場合が多いのです。それだけ音刺激に対しても、聴神経自体が弱っているので障害されやすいと考えられます。ですからコンサートに行くことは別に構わないのですが、大きいスピーカーの前にだけは、絶対に行かないようにしてくださいね。この病気に関してはあくまでも予防が大切です。

耳鳴りに関して

　これまで慢性難聴と急性難聴のことについて述べてきました
が、ここではこれらに関係のある耳鳴りについて述べていきたい
と思います。

　耳鳴りは非常にありふれた病気ですが、一般耳鼻科では治療に
難渋する場合が多いこともよく知られています。なぜ難渋するか
と言えば、一般的には慢性難聴はまず改善しないのでいつまでも
耳鳴りが続きますし、年齢が行くほど難聴の程度がひどくなるた
めに一般的に耳鳴りが大きくなり精神的にも苦痛を伴ってくる場
合が多くなるからです。例えば不眠やイライラ感などです。

　では耳鳴りはどうして起こるのでしょうか？　実はまだはっき
りしたことは分かっていません。ただ難聴と関係が深いこと、難
聴がない方にはほとんど見られないこと、等が挙げられます。

　当方の治療成績から言いますと、耳鳴りはかなり改善いたしま
すし、軽減することもよく分かっています。このことから耳鳴り
とは、例えると傷んだ組織が悲鳴を上げているようなものと考え
ていただければよく分かると思います。例えば高音の難聴の方は
音の高い耳鳴りがして、低音の難聴がある方は低い音の耳鳴りが
することが多いのです。聴力の神経が損傷を受けて難聴を起こ
し、神経が傷んでくるとその場所の神経が興奮して耳鳴りとして
聞こえると考えていただければよく分かると思います。

　上に述べてきたように当方の治療は難聴を改善する、というこ
とを主にやっておりますので、聴力が完全に回復された方のほと
んどは耳鳴りが消失いたします。

　したがって若い方や難聴の程度がひどくなく聴力が元に戻られ

る方はまず耳鳴りの心配はありません。問題は高齢の方や、来ら
れた時の難聴の程度がひどい場合で、当方の治療を行っても完全
に聴力が元に戻らない場合です。

　こういう場合は治療後も難聴は改善するものの、耳鳴りが残る
場合もあります。しかし治療前のひどい耳鳴りは消え去り、ほと
んど気にならないくらいの耳鳴りしか残らないのが当院の治療の
効果です。こういう方のお話を聞いていると、以前は耳鳴りがし
て日常生活でも気になって仕方がなかったが、治療後は、耳鳴り
はしているが全く気にならなくなった、こういう方が圧倒的に多
いのです。

　医師側としては、耳鳴りはしているが気にはならない、これが
治療目標です。

　気にせず日常生活が送れればそれで十分と考えております。

　実は聴力が正常の方でも静かなところで自分の聴力に集中する
と、シーンという耳鳴りはしているものなのです。これが正常な
のです。ですからこのレベルくらいまで耳鳴りが改善すれば治療
目標は達成されていると当方は考えております。

　もう１つ耳鳴りに関して述べておきます。聴力が改善して本人
も改善度を実感できているのにもかかわらず耳鳴りに悩まされ
る、実はこういう方がごく少数おられるのも事実です。こういう
場合は耳鳴りが主訴になっていますが、実はうつ病等の精神的疾
患が陰に隠れている場合が多いのです。現代のようなストレスの
多い社会になって、尚且つ動脈硬化がひどくなりやすい生活環境
にあると、どうしてもうつ病や不安神経症などの精神疾患が増加
してきます。事実私もひどいうつ病を患っておりましたから、そ
のことは非常によく分かります。ですから耳鳴りの陰にうつ病な
どの精神疾患が隠れているということは、臨床医は常に頭に入れ
ておくべきだと思います。当然うつ病の治療も当院で行い耳鳴り

が改善する場合が多いのですが。

　ではどうしてうつ病や不安神経症、パニック障害などの精神疾患が増えてきたのか？

　実はこれは動脈硬化症が大きくかかわっております。特に血糖値が大切です。脳内の神経伝達物質のセロトニンという物質が大きくかかわっていることが重要だと考えられております。このセロトニン分泌が脳内で、動脈硬化の影響で減ってくると体の活動が鈍くなったり、気分が落ち込んだりするのです。実際このセロトニンの分泌を増やすようなお薬を飲むとかなり症状が改善されることが多いのですが、当方の動脈硬化治療の特徴は基本的に脳血流を増やすことにあり、このセロトニンの分泌が増えてくることが想像されます。

　なぜかというと、一般的なうつ病の治療ではこのセロトニンの分泌を増やすお薬を出して症状が改善して社会復帰をされる場合が多いのですが、再発率が非常に高いことが、現在大きな社会問題となっているのです。一度元気になって社会復帰をされても再びうつに悩まされ再度治療、この繰り返しで職場復帰ができずに生活保護、という場合も少なくないのです。

　一方、当方の治療の特徴は、うつ病が改善してセロトニン分泌促進薬を止めても再発する方がほとんどおられないことなのです。ですから当方で治療されている方はうつから脱すると、ほとんどの場合、元気でその後過ごすことができている、ということなのです。これは大きな成果だと思っております。

　したがって当方の耳鳴りに対する治療は、まず問題となっている難聴を改善すること、精神的な要因で、耳鳴りで困っておられる方にも最適な治療提案ができるということです。

第三章	当院で治療した慢性感音難聴治療の治療例

　これまでは統計的な慢性感音難聴症例と急性感音難聴（突発性難聴）の例を挙げてきましたが、記憶に残る慢性的な感音難聴の治療例を少しお示ししてみたいと思います。

　まず最初の症例は51歳男性で、両側の耳に真珠腫があり、外耳道まで進行していて手術を受けられた後の患者さんです。鼓室形成術と外耳道後壁をかなり除去されており、一般の耳鼻科医が診察されたら、これくらいの聴力でまずまずの結果だな、と思われると思います。この患者さんは大きい病院からの紹介でしたが、血管年齢もかなり高く、血圧も高かったので当方の動脈硬化治療をお勧めして治療を行いました。治療開始後３カ月の聴力図及びその後の聴力変化を次ページに示します。

　まず皆さんびっくりされるかもしれませんが、これが治療後の聴力です。恐らくご本人も今までこのような聴力を経験されたことがないと思います。ある意味聞こえ過ぎるぐらい聞こえるようになったのです。一般の方でもこの方ぐらいの年齢の方でこれほど聞こえる方はまずおられないと思います。真珠腫の手術をしていてもこれぐらい聞こえる場合があるということです。こればかりは治療をやってみないと分かりません。血圧も低下して血管年齢も正常化してすごくお元気で過ごされています。

　次は両側のメニエル病患者さんの例をお示しいたします。

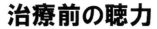

治療前の聴力

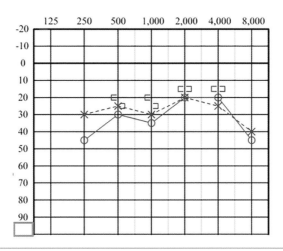

治療後の聴力

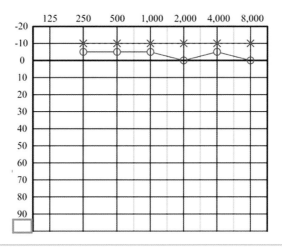

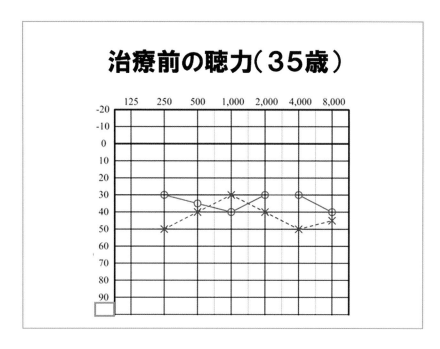

　たまたま私が病院勤めをしていた時の患者さんで35歳の時の
聴力の記録がありましたので、お示しいたしました。その頃から
めまい発作と変動する両側難聴がありました。
　次に当院へ来られた初診時58歳の聴力を次ページの上にお示
しいたします。

　やはり変動する両側難聴とめまい発作をお持ちで、血管年齢も
高かったので動脈硬化治療を開始いたしました。治療後の聴力を
下にお示しいたします。

　これもびっくりされるかもしれませんが治療後の聴力です。こ
の聴力は一時的ではなく、その後いつ測定してもこの聴力に変化
はありません。治療後２カ月でこの聴力に回復してからずっと現
在の65歳まで全く聴力には変化なく、聞こえの良いままで経過

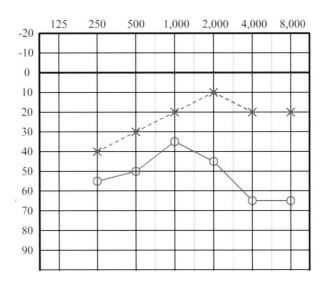

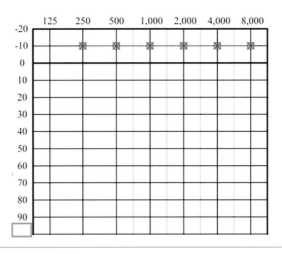

しており、聞こえ過ぎるぐらい聞こえるようになられています。もちろんめまいもその後一度も起こされていません。

　このような聴力改善例は比較的珍しいのですが（もちろん軽度の難聴ではこれくらいは普通に改善いたします）、皆さん、当方におかしな訴えをされることが多いのです。何か分かりますか？

　夜眠れないと言われるのです。どうしてですか？　とお尋ねすると、びっくりすることに時計の秒針の音が気になって眠れない、と言われることが多いのです。恐らく難聴が長く続いていたせいで時計の秒針の音など聞いたことがなかったのでしょう。皆さん無音時計に直ぐ変えられます。こういう経験は一般の耳鼻科の医師ではまず経験したことがないのではないでしょうか。当方としては嬉しい限りですが。

　ここで当方の記憶に残る慢性難聴の症例を紹介いたします。54歳の女性で事務職についておられたのですが、数年前から徐々に聞こえが両側で悪くなり聞き間違いが多くなってきて、仕事が仕事だけに聞き間違ってミスを起こすといけないと思われ、仕事をやめられていたのです。当院へ来られた時の聴力図を右を赤線、左を青線でお示しして、その結果として改善した聴力を黒の線で示しています。

　治療前の聴力は中音部から高音部にかけてほとんど聞こえておりませんが、動脈硬化治療でほぼ正常まで回復いたしました。初診時は当方との会話がほとんどできなかったのですが、治療完了後は全く問題なく普通に会話ができるようになりました。その後は元の事務職に復職されて元気に働いておられます。このような例も経験しますので難聴がひどい患者さんが来られても一度は当方の治療をやってみる価値はあります。

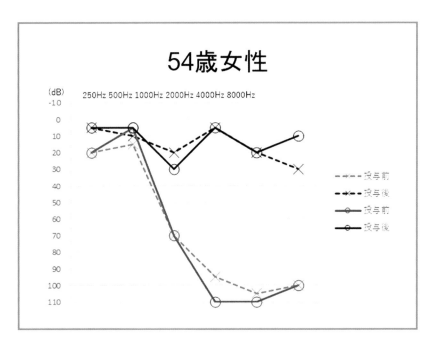

54歳女性

(dB)
250Hz 500Hz 1000Hz 2000Hz 4000Hz 8000Hz

凡例:
投与前 (破線×)
投与後 (破線×)
投与前 (実線○)
投与後 (実線○)

　それよりも何度も述べますが、動脈硬化が原因なのですから、それを完全に治療して元気で長生きしていただく、その方が大切であることをご理解ください。

　この方も血管年齢が高かったのですが、血管年齢が元に戻ると体がすごく元気になり活動能力もかなり上がりますので、その後の人生がまるで変わってきます。この治療のポイントは動脈硬化が取れて大きな病気をしなくなり、体がすごく元気になって活動性がどんどん上がってくることなんです。

　当然活動性が上がってくると、今までできなかったこともできるようになり人生がかなり変わってきますので、非常に大切なポイントなんです。

　私の場合の体の変化を述べてみます。元々インドア派で時間があれば家で本を読んだり、音楽を聴いたり、くすぶっていることが多かったのです。体型もかなり太っていて93kgあり、LDLコ

レステロール値も 187 mg/dl と高く、糖尿病でもありましたから、体の調子は物すごく悪かったのですが、元気になって動脈硬化が治ってからは、体重も 67 kg まで低下して、家内の趣味もあって登山によく出かけるようになり、外出することも増えました。体調が悪い時は当県の百名山の一つである伊吹山に家内と登っても、一合目でめまいと不整脈が出てきてダウンしていたのですが、今は北アルプスへ頻繁に登っています。このコロナ禍で感染したら、医院での治療に影響が出ますので、この執筆を行っている時点ではまだ行っていませんが、2年前には立山の雄山から剣山の手前まで、10時間ほぼノンストップで大縦走を行いました。ご存じの方はよくお分かりだと思いますが3000 m クラスの山では、空気が薄くなり酸素濃度も平地の70％程度になってしまいます。その状態で歩き続けるのですから当然体の酸素不足が問題になってきて、体がだるくなり、息もぜーぜーいってきます。しかしこの治療を行っていると、不足する酸素を補ってくれるのか、体循環が増えて息苦しさを感じなくなり楽に登れるのです。

　この治療をやっていてよく感じるのは人間の適応能力は本来すごいものがあり、現代人はそのことに全く気付かず、またその利点を全く生かし切れていないということです。この山行で別山から麓まで下りてきましたが、全くその後の筋肉痛もないのです。びっくりさせられました。是非皆さんにもこの感覚を味わっていただきたいのです。

　その結果、ひどかった時の体重も大幅に減り、以前着ていたキングサイズの服はすべて処分し今はM〜Lサイズの服に買い換えました。

　このような体になると不思議なもので、それまではおしゃれなど全く無縁だった自分が、毎日鏡の前に立つようになり、少しおしゃれをしてみようと思うようになったのです。それぐらい人っ

て変われるのです。是非この感覚を味わっていただきたいです。

●低音難聴は要注意

　ここでもう1つ慢性感音難聴で述べておかなければならないことがあります。それは一見聴力図で正常に見えても低音部だけが少し低下している場合です。一般にこの難聴を低音難聴と呼びます。これは一般的な耳鼻科治療では無視、あるいは放置されることが多いのですが、実はこれは非常に大切な所見なのです。なぜか？　この難聴は明らかに動脈硬化症の進展を示しており気をつけなければならない疾患だからです。ですから一般の聴力検査で、少し低音が落ちていますねと言われたら、自分の体の中では明らかに動脈硬化症が進展しているな、と理解してほしいのです。

　なぜか？　その理由を説明いたします。内耳の中で聞こえの神経が集まっている場所を一般的に蝸牛、つまりカタツムリのような恰好をしている組織なのでこう呼ぶことが多いのですが、この中に聞こえの神経が渦巻き状になって存在しております。この渦巻き状の聴神経には細い栄養血管が纏わりついていて、先に行くほど血管が細くなって血流が悪くなるのですが、実は先に行くほど聴力の神経の低音部が存在しているのです。つまりカタツムリの始めの広い部分は高音部があり、先に行くほど低音部が存在していて、同時に血流も悪くなる位置配置になっているのです。動脈硬化症は当然のことながら、いきなり太い血管ではなく末梢の細かい血管から始まっていきますから、蝸牛に関しては末梢に存在している低音部が、動脈硬化症が始まってくると一番先に影響を受けてくるのです。ですから上に述べているように、低音部が少し聞こえにくいという理屈さえ分かっていれば自分の動脈硬化

の存在に気付くことができるのです。動脈硬化症の存在が分かれ
ばできるだけ早い治療をお勧めいたします。何度も言っているよ
うに動脈硬化の治療は早いに越したことはないのです。いろいろ
な病気が出てきてしまってからでは大変なのです。

　なぜなら動脈硬化症は太い血管だけではありません。細かい血
管が詰まってくるだけでいろいろな症状が出てくるからです。当
院が動脈硬化症の診断に用いている ba-PWV（血脈波）による血
管年齢検査は、実は太い大きな血管がやられてこないとなかなか
異常値として出てこないのです。

　例えば国民病ともなりつつある花粉症を代表とするアレルギー
性鼻炎や、慢性気管支喘息、難病の多くを占める自己免疫疾患、
それに死因の１位を占める癌などは末梢の血管の軽度の動脈硬化
症だけで十分起こってきます。

　ですから先ほどから述べているように動脈硬化症という病気は
本当に大きな症状が出てこないとなかなか自分では分からないこ
とが多いのです。そのためには、自分の体に起こったちょっとし
た変化を見逃さないことです。

　ではちょっとした変化とはどんなことでしょう？　皆さん恐ら
く気になるでしょうから少し挙げてみます。

- しっかり食べているのに体重が増えなかったり、むしろ体
  重が減ってくる。
- 冬になると手足が冷えてくる、しもやけができる、足先や
  指先に湿疹ができる。
- 最近汗かきになった。
- 頭痛がよくする。
- 最近頭の毛が薄くなってきた。
- ふけがよく出る、耳垢がよく溜まる。

- 口内炎がよくできる。
- 以前はよく眠れたのに最近あまり眠れない。
- 小便の回数が増えてきた。
- 夜中に何回も小便に起きる。
- 唾液が減ってきて口がよく乾く。
- 歯周病が良くならない。
- 最近体臭がひどくなったと人から言われる。
- 以前と比べると疲れやすく、よく寝ても翌日に疲れが残る。
- ちょっとしたことによくイライラする。
- 持病に痔がある。
- 足がよくむくむ。
- しもやけができやすい。
- 足に静脈瘤ができている。
- いつも体がなんとなくだるく元気がない。
- 体が疲れやすく、睡眠をとっても疲れが取れない。

　ざっと挙げてみましたが皆さんいかがでしょう？　ちょっとした症状の中に動脈硬化は隠れています。気を付けてください。
　一番最初に挙げた体重について少し述べてみましょう。
　答えは動脈硬化が進行して腸の血管が詰まってきているのです。そのために栄養を吸収できなくなって体重が増えなかったりむしろ減ってきたりします。考えたら恐ろしいでしょう。何度も言いますがちょっと気にかかること、これが大切なんです。動脈硬化症はゆっくりと進行するために人間の体は、良きにつけ悪しきにつけ適応能力が優れているので直ぐに慣れてしまうのです。
　もう1つ口内炎について述べましょうか。口内炎は口腔粘膜の一部が傷ついたり、欠損したりして治らない状態を言います。本

来口腔粘膜は食べ物を咀嚼したりしますので傷みやすく、そのため粘膜の修復機能がすごく発達している所なんです。早ければ1日以内に修復されます。それが治らなくて口内炎になりますが、なぜ治らないのか？　原因は簡単、動脈硬化症でそこの粘膜に血液があまり流れず、修復機能が働かないためなんです。事実こういう患者さんに動脈硬化治療をすると、1カ月も経つと全く口内炎ができなくなってしまいます。ただしヘルペス性の多発性口内炎となると治るのに少し時間はかかりますが。

　また治らない場合はベーチェット病などのややこしい自己免疫疾患の場合もありますから、注意が必要です。実はこのベーチェット病、一般的には治らない難病とされていますが、当院ではすでにこの疾患の完全治療に3例成功しております。多くの自己免疫疾患も、当院の動脈硬化治療で自己免疫疾患の根本原因から治してしまいますので、実は最強の治療法なんです。詳しくは『すべての病気の根本に動脈硬化あり』に詳しく書いておりますので、そちらをご覧ください。

　上に動脈硬化の症状として気にしてほしい症状を挙げていますが、後ほど、詳しく諸症状とそのメカニズムについて説明いたしますので、非常に大切なポイントですので、一度ご覧ください。

　話を元に戻しますが、ちょっとしためまいで来られて血管年齢を測ったら100歳を超えている、なんてことは当院では当たり前にあることです。本人はどうして？　毎年2回も人間ドックへ行って極めて健康です、と言われているのにどうして？　と言われることもよくありますが、最初に述べたように動脈硬化症は血液検査や画像診断ではまず分かりません。よほど血圧が高かったり、LDLコレステロール値が異常に高かったり、糖尿病であったりしたら分かりますが、それ以外の中途半端な検査数値、これ

が一番怖いのです。

　私が最初に論文で発表した76例の明らかな動脈硬化症患者さん（ba-PWV がかなり高値を示した）の平均 LDL コレステロール値はたった 120 mg/dl なんです。これではどこの検診を受けてもスルーしてしまいます。

●一般的に行われている健康診断に果たして意味があるのか？

　これについて少し述べてみたいと思います。

　それと大切なことを言い忘れていました。毎年検診を受けておられる方がありましたら、LDL コレステロール値の経年的変化によく注意してください。毎年少しずつ数値が減っていたら、これは危険な状態なのです。一般的に数値が減ると皆さん喜ばれますが LDL コレステロール値の低下は要注意です。

　上にも述べましたが、これは腸の血管が動脈硬化で詰まってきており LDL コレステロールの腸からの吸収が減ってきていて、見かけ上数値が低下していて危ない状態なのです。これは医学書のどこにも書かれてない大切な点ですので、よく覚えておいてください。

　それと LDL コレステロール値に関しては、特に女性の場合気を付けていただきたいのです。それは更年期を迎えて女性ホルモンが減ってくると LDL コレステロール値は必ずかなり上がってくるという事実です。更年期を迎えて体調が悪くなるということは皆さんよく経験されるのですが、いつまでたってもいろいろな症状が良くならない場合は、LDL コレステロール値の増加に伴う動脈硬化症の悪化が影響している場合がありますので、是非注意してください。その場合は薬で LDL コレステロールを下げる

と、症状が収まってしまうということがよくあるのです。

　ここで健康診断の話が出ましたので、この意味合いについて少しお話ししてみます。

　もちろん大腸癌検診のための便潜血試験は大変意味があり、大腸癌発見のためには内視鏡検査とほぼ変わらないぐらいの精度ですので非常に大切です。

　また胃の内視鏡検査をされている場合も非常に有効ですので大切です。

　問題はその他の検査です。肺癌検診のための胸部のレントゲンは実はあまり意味がなく、もちろん大きい腫瘍ができていれば明らかになりますから意味がありますが1 cm未満の腫瘍は非常に見つかりにくく、やはりCTを撮らないと分からないのが実際なのです。

　一番問題は血液検査です。肝機能が高かったら肝臓が悪いのは分かりますが、この値が正常でも脂肪肝は幾らでも存在するのです。脂肪肝は実は肝臓癌の大きな危険因子であるからです。また当方が重視している動脈硬化に関する数値LDLコレステロール値と血糖値を代表するHbA1cについても、最近は血糖値に関してはHbA1cを測定しなくなっており空腹時血糖値しか測定しません。

　これは大問題で、空腹時血糖値が高ければ既にかなりの糖尿病の可能性が高いのです。HbA1cに関しては、一応6.5以上が糖尿病とされていますが、実は、この数値だけを基準にして糖尿病を判断すると、3人の糖尿病患者さんのうち2人を見逃すことになるという論文が海外で最近いくつか出ており、実際の私の診療でもこの数値と血糖値が全く合わないと感じる例が非常にたくさんあります。このHbA1cの数値が高ければ血糖値が高いのだなと、判断できますが問題はこの数値が低くても実は血糖値が非常に高

い方がたくさんおられるのです。昔は隠れ糖尿病と言われた時期もありましたが、このことは絶対に忘れないでください。ですから当院では血糖値が高そうな患者さんは、必ずその場で随時血糖値を測定するようにしています。

　もう1つのLDLコレステロールに関しても上に述べたように、動脈硬化が既にある方で血管年齢が高い方では、腸からの吸収の問題からかなり低く数値が出ますのであてにはならないのです。

　総じて今の一般的に行われている健康診断に関しては、一般の医師でも否定的にとらえている方が非常にたくさんいることを皆さんご承知ください。私が過去に書いた『すべての病気の根本に動脈硬化あり』の本の中にも書いた通り先天的ではない病気の多くが動脈硬化に起因することから、検診は動脈硬化に特化したものにすべきだと思います。例えばba-PWV（血脈波）の測定を義務付けるようにすべきですし、血糖値も普段通り食事をしてきてもらって測定する（随時血糖値）ようにすれば糖尿病はかなり見つけやすくなると思います。

　それともう1つ付け加えたいのが、このLDLコレステロール値の正常範囲の問題です。正しくは私が述べる50〜80 mg/dl ですが、当方の県ではなんと70〜139 mg/dl が正常範囲になっているのです。当県の検査会社に何度も申し入れを行いましたが全く変更がありません。実は隣の京都からも多くの患者さんが来られるのですが、健康診断の結果用紙を見せていただくとLDLコレステロール値の正常範囲を見ると50〜110 mg/dl となっていることが多いのです。かなりまともな数値です。県単位で違うのですね。びっくりです。当県が、医療水準が低いと言われても仕方がありません。というのも当方の治療を行っていると、地元の方から、先生、私のLDLが60 mg/dl まで下がっていて、正常範囲より低いですけど大丈夫なんですか？　とよく聞かれるからなんで

す。隣の京都ではこうですよ、と説明するのですが、せめて検査項目の正常範囲ぐらいは全国統一してもらいたいですね。ま〜当県が悪いのですけれど、真面目に治療している医師としては少し情けない思いがいたします。

　さて難聴についての話はこれぐらいにしておいて、次はめまいのお話をしましょう。難聴の話のまとめとしては、突発性難聴はできるだけ早く来ていただければ動脈硬化治療をすればまず何とかなるということ、慢性的な感音難聴については全員が良くなるというわけではありませんが約8割の方にかなりの改善を認めるということです。ここでも強調したいのは、私が行いたいのは症状の軽減や改善はもちろん大切なのですが、動脈硬化を取り除いて健康で長生きしていただく、これが最終目標です。ここで強調しておきます。といいますのもせっかく当方としては苦労して血管年齢を正常化して、もちろん聴力も良くなるのですが、患者さんがそれに慣れてしまうと来なくなってしまうことが多いのです。これでは当方としては何のために治療を行っているのか分かりません。悲しくなってきます。もし治療をされる方があるなら、そのことを肝に銘じておいてください。不真面目な日本人が増えてきているのです。自分の命に関係するのですが。

第四章 めまいと人間の４つの血管パターンについて

　ここからはめまいについて述べていきたいと思います。どうして難聴と分けたのか？

　実はめまいは難聴と異なり全身の血行動態と非常に関係があり、聴力とはまた異なった考え方をしないと解決しないからなんです。

　実はめまいは天候と関係があるのではないか？　と以前から言われているのですがはっきりとしたことは分からず、きちっとした論文は過去に全く見当たりません。

　しかし当方はこの天候とめまいの詳しい関係を解明することに世界で初めて成功いたしました。これからそのことを中心に詳しく述べていきます。

　難聴はあまり季節とは関係がないのですが、実はめまいは天候、つまり気温や湿度、気圧、風などにすごく影響を受けるのです。その原因は人間の血管です。実は、人間の血管の中で、血管に自律神経などの神経組織が纏わりついていて、神経によってコントロール可能な血管は10％もないのです。人間の血管の９割以上は毛細血管でできており、ここには神経組織は来ておらず、したがって毛細血管の血流は気圧や湿度、温度、風など様々な外的影響をいつも受けている状態で全身を流れているのです。まず最初に、この天候とめまいの関係を皆さんに分かりやすく説明いたします。その上でめまいの詳細について述べていきたいと思います。

　ところでその天候についても、皆が同じ反応をするわけではなく、異なった反応をする方が人間には４種類いることが分かりま

した。その方それぞれ、遺伝的に全く違う血流をお持ちなんです。これからそのことを詳しく述べていきたいと思います。

　まずこのことに気が付いた経過を述べてみます。当方田舎で開業をしており、めまい、難聴を専門としてやってきましたので、めまいのお馴染みさんがたくさんおられました。ふとした時に、季節によってめまいの常連さんの顔ぶれが異なることに気が付いたのです。例えば、冬ばかり来る患者さん、蒸し暑い夏になると来る患者さん、季節に関係なく少し天気が変化すると頻繁に来る患者さん等、バラエティーに富んでいることに気が付きました。そこで、いろいろな患者さんにいろいろな話を聞いてみたのです。例えば冬に来る患者さんに話を聞いてみると、元々寒がりで特に北風が吹いて気温が下がってくるとめまいがしてくると言います。一方夏によく来られる患者さんにお話を聞くと、暑い夏が大嫌いで、特に蒸し暑くなってくると途端にめまいがしてくる、常時来られている患者さんにお話を聞くと、夏も冬も大嫌いで天気が少し変化すると気分が悪くなりめまいがしてくると言うのです。

　そこで当院へ来られているめまい患者さんの季節の好みと、来られている月を点数制にしてグラフ化してみたのです。そのグラフをここにお示しいたします。

　グラフを見ていただいたら一目瞭然ですが、暑がりの夏がダメな方は、黄色の棒グラフで示していますが、暑い夏を中心としてめまいを頻回に起こされていて、寒い冬にはほとんどめまいを起こされていません。

　一方寒い冬が苦手な方は、ブルーの棒グラフで示しています。寒い冬を中心としてめまいを起こされ、夏にはほとんどめまいを起こされていません。またピンク色の棒グラフが、暑がり寒がり

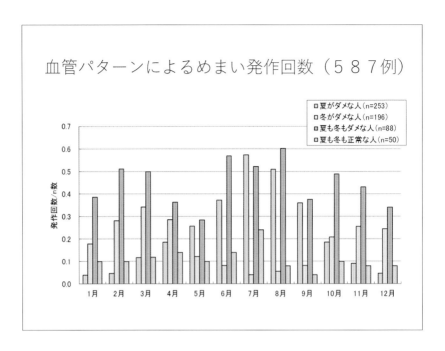

血管パターンによるめまい発作回数（５８７例）

凡例：
□ 夏がダメな人（n=253）
□ 冬がダメな人（n=196）
■ 夏も冬もダメな人（n=88）
□ 夏も冬も正常な人（n=50）

縦軸：発作回数/n数

横軸：1月 2月 3月 4月 5月 6月 7月 8月 9月 10月 11月 12月

の方を示していますが、気の毒なほど、どの月を見てもダントツ
でめまいをよく起こされています。また中にはめったにおられな
いのですが、冬も夏も全く平気という方がおられるのです。グラ
フでは灰色で示しておりますが、どの月も圧倒的にめまい発作が
少ないのです。幸せな方だと思います。つまり全く体質が異なる
４種類の人間が日本人の中にいることが分かるのです。

　では一体何が異なるのか？

　当方の専門治療はめまい、難聴と動脈硬化ですから、患者さん
が外来へ来られるたびに毎回血糖値を測定いたします。毎回腕か
ら採血では気の毒ですので三和化学製の簡易血糖測定器を使って
人差し指から少量の血液を使って測定するのですが、シェント
レット針という細い針を突き刺します。その時に出る出血量が皆
さん異なることに気が付いたのです。冬が苦手な方はあまり出血
しませんし、夏が苦手な方は割とたくさん血が出ます。夏も冬も

苦手な方はその時々で様々です。

　そこでこれは血管の太さに関係するのではないか？　と考えたのです。以前から経験的に当院ではめまいの治療に冬がダメな方はカルナクリンやヒデルギンという血管を広げる薬がよく効きますし、夏がダメな方には血管収縮剤であるジヒデルゴットやメトリジンという薬が効きます。そこでめまいで来られている方に上に述べたようなお薬を出している時の血液の出方をチェックしてみたのです。夏がダメで血液がよく出る方のめまい発作時に、メトリジンなどを治療目的で出している時の血流は、血液の出方が正常になっているのです。一方寒がりの方のめまい発作時にカルナクリンを出している時は、指からの血液は普通に出ることが分かってきました。この結果から血管の太さが異なることが推定できたのです。

　気の毒なのは夏も冬もダメな方です。めまい時に血液の出方を見ても、出にくい時やいっぱい出る時などバラバラなのです。恐らく気温や湿度、気圧に血管が敏感に反応して収縮したり拡張したりを繰り返しているのでしょう。

　簡単にまとめると次ページの図のようになります。またそれぞれの血管パターンで気分や性格も偏りがあることも分かってきました。

　ここで私が発見した面白いことをお示しいたします。当院へ来られている患者さん夫婦100組にアンケート調査をしてみて、血管パターンとの関係を見てみたのですが、全く同じ血管パターンで結婚されている組はたった１組だけでした。驚くことに残りの99組は、お互い全く異なる血管パターンの方と結婚していたのです。当院の多くの患者さんの血管パターンの調査から、この血管パターンの人口内のおよその比率は分かっております。

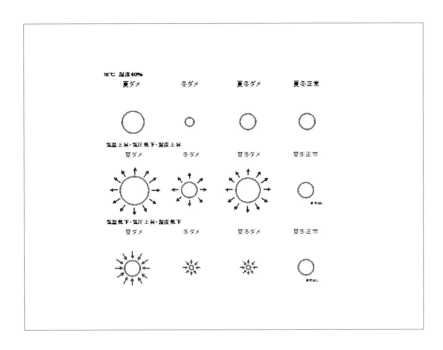

　ここに10人の日本人がいると仮定すると、夏がダメな暑がり
は４人、冬がダメな寒がりは４人、夏も冬もダメな方は１人、夏
も冬も大丈夫な方は１人、およそこの比率になります。この比率
からいくと暑がり同士、寒がり同士の夫婦がかなり存在してもお
かしくないことが統計的には想像されます。しかし実際は全く異
なります。

　実は生物は遺伝学的に似た遺伝子がくっつくことを極端に嫌が
ります。そのために違う遺伝子の存在を探すことになります。遺
伝子が似た者同士で血が濃くなると、いろいろな病気をしやすい
ことが分かっているのです。

　そのためどう考えても本能的に同じ血管パターンになることを
避けていることが考えられます。ですから違う血管パターンの型
を無意識に選んでいることになるのです。

　脳科学的には初めての相手に会って、いいなと思う異性を、感

覚的に認識するよりも、もっと早く脳がそれを認識していることが報告されております。恐らく脳は本能的に瞬時に血管パターンを見分けて違う遺伝子と引き合うようにしているのでは、と想像されます。それでないと統計的に説明ができないのです。

　よくテレビのエアコンのコマーシャルなどで、暑い、寒いとリモコンのスイッチを奪い合う場面がありますが、その通りだと思います。違う遺伝子の相手と引き合って結婚するのですが、実際結婚してみると好みや性格が全く違うということに出くわすことになります。よく芸能人の離婚会見で性格の不一致という言葉が出てきますが、あれは当たり前のことなんです。

　そもそも性格の違う人間が引き合っているのですから。

　昔から結婚は忍耐、とよく言いますが、まさに名言でしょう。性格の不一致で離婚、それは忍耐が足りない、この一言に尽きると思います。私も理解しております〜。

　この違いを科学的に認識していただくために、当院に来られた患者さんを対象にして血管パターンとBMIの関係をグラフ化したものがありますので一度ご覧ください。

　まず全体の830例のBMIを示しており、およそ22ぐらいが中心にあり、なだらかな山形を示していることがよく分かります。

　夏がダメな方のBMIは、中心が25〜26ぐらいにあることが分かり、それよりも高いほうに山がシフトしています。

　ところが一方冬が苦手な方はBMIが低くなっており、21〜22を中心に全体的に低いほうへシフトしている傾向が見られます。

　また、冬も夏も苦手な方は特徴的なBMIがなく、分散しています。

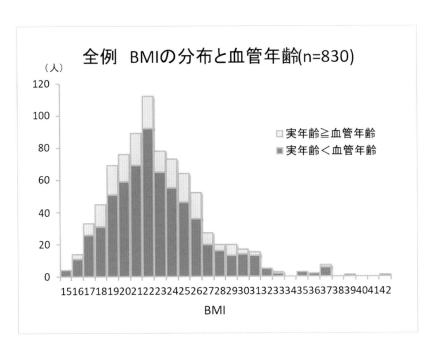

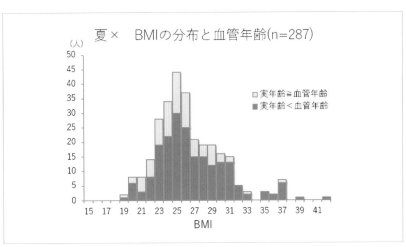

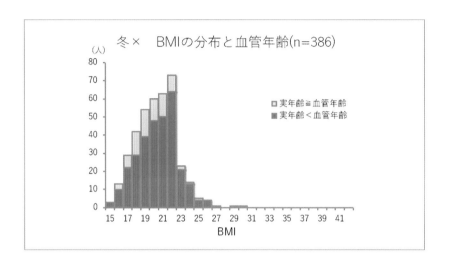

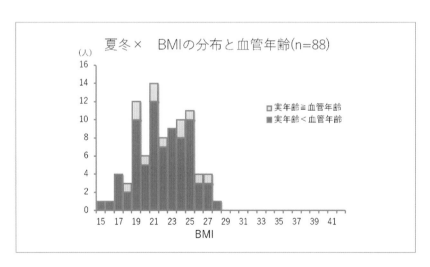

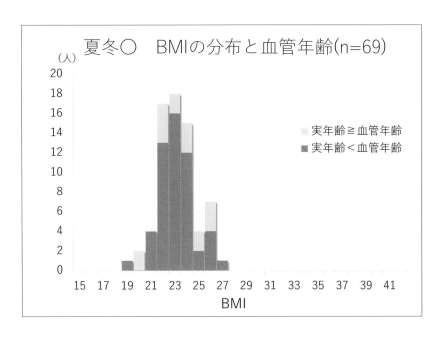

夏冬〇　BMIの分布と血管年齢(n=69)

　夏も冬も正常な方は、今までとは違い BMI が22〜24に集中しています。

　このように4つのパターンで、同じ日本人でも BMI を見てみると、全く違うことが分かります。

　もちろんアンケートを取ってその方の性格なども分析しているのですが、やはりそれぞれ共通した性格があるようです。以下にまとめておきます。

　各血管パターンの特徴は、次ページの上にも書いてありますが、特に気を付けていただきたいのが、冬がダメな方と、夏も冬もダメな方の寿命です。

　次ページの下の図に BMI と死亡率についての厚労省が報告しているグラフがあります。死亡率は BMI が23〜24を底辺としてそれよりも大きいと死亡率が増え、低下しても死亡率が高いこと

日本人の４つの血管パターンについての まとめ

〇夏がダメな人　　末梢血管が広がっている為気温上昇や湿度の上昇でさらに血管が拡張する為汗をかきやすく、重力の影響で血液が下に下がり易く起立性低血圧をよく起こす。血流が豊富で体格は良く筋肉質でBMIも高い。

〇冬がダメな人　　末梢血管が細い為気温の低下や気圧の上昇で血管がさらに収縮する為血行障害を起こし易く、血圧が上昇し易い。冬に脳出血を起こし易い。基本的に血行が悪く腸からの栄養吸収が悪い為、体格は華奢でBMIが低く様々な病気を起こし易く寿命も短い。

〇夏も冬もダメな人　　暑がりで寒がり、血管が温度と湿度、気圧に敏感に反応して血管の拡張と収縮を簡単に起こしてしまう。めまいに関しては一年中起こし易い傾向が有る。体が疲れやすく気分も変動し易い。冬がダメな人の次に病気を起こし易い。

〇夏も冬も正常　　末梢循環が外気の湿度や気温、気圧にうまく順応が出来る。いつも一定の血流を保てるため、最も病気をしにくいタイプである。

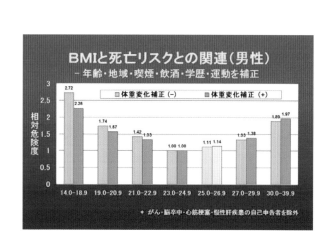

が示されています。厚労省が分析してもこの意味合いについては
はっきりと分かっていません。しかし上に述べた血管パターンか
ら見ると、このグラフの意味することは非常によく分かります。
特に厚労省が注目しているのは BMI が非常に低い方の死亡率の
高さです。これは血管パターンから見ると冬が苦手な方が動脈硬
化を示している典型例です。血管が極めて細いために簡単に動脈
硬化を起こします。元々体格が華奢で細いうえに動脈硬化を起こ
してしまうと簡単に血管が詰まって余計に痩せますし、様々な病
気を起こしやすく死亡率が高いことが分かります。当院へ来られ
る患者さんでも、この血管パターンの方の治療は当方は細心の注
意を払います。なぜならいい加減な治療をしていると簡単に動脈
硬化がひどくなるからです。現在多くのこの血管パターンの方が
来られていますが、皆さん非常に元気です。夏も冬も気にならな
い方は BMI が 23 ぐらいでありこの死亡リスクからしますとぴっ
たり当てはまります。幸せな方です。夏がダメな方できちっと動
脈硬化治療ができている方は元々血管が太く動脈硬化を起こしに
くいので長生きできます。ただし BMI が 27 ぐらいを超えてくる
と、LDL や血糖値が高くなり動脈硬化を起こしてきて脂肪とし
て体重が増えてきていることを示しており、当然のことながらこ
の数値が高くなるごとに、死亡率が高くなっていることを示して
います。つまりこの血管パターンを理解できると BMI と死亡率
の関係が極めて明確に分かると思います。

　皆さんご自分の血管パターンを認識してそれぞれ注意していた
だけると、健康に過ごすことができると思います。

　最後に再度血管パターンとめまいの関係を分かりやすいように
マンガで示していますので、よく頭の中に入れておいてくださ
い。

夏がダメな人

むし暑い夏　　　　寒い冬

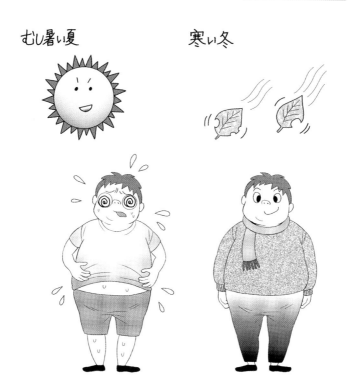

むし暑い夏  寒い冬

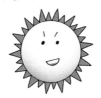 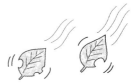

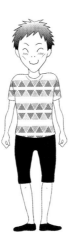 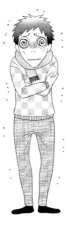

夏も冬もダメな人

むし暑い夏

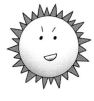

寒い冬

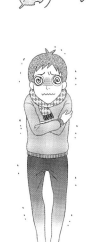

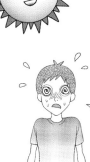

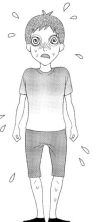

夏も冬も正常な人

むし暑い夏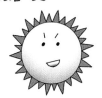

寒い冬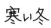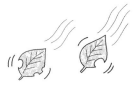

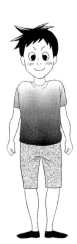

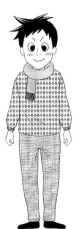

第五章　当院のめまいに対する動脈硬化治療の効果について

それでは詳しいめまいの話に入っていきましょう。

代表的なめまい疾患としては、

- 前庭神経炎
- メニエル病
- 良性発作性頭位めまい症
- 聴神経腫瘍によるめまい発作

等が教科書的には有名ですが、実際にはそれほど頻度は高くないんです。

これらの疾患については後で述べますが、これらの疾患もそれぞれのめまいの特徴がありますが、やはり動脈硬化症と密接に関係があり、治療によって良くなります。

　実は一般的に皆さんが経験するめまいは、このどこにも当てはまらないめまいがほとんどなんです。

事実めまい患者さんの血管年齢を測ってみると、およそ9割以上の方に高度の動脈硬化を認めます。

血管パターンと気候との複雑な絡み合い等々、いろいろ述べてきましたが、原因が動脈硬化症である以上、動脈硬化症治療をするとまずめまいは収まりますのでご安心ください。

もちろんめまいには様々な形があり、グルグル天井が回るめまい発作から、ぐらっとする、ふらふらする、なんとなく雲の上を歩いているような感じがする、等様々ですが、結局は主として三

半規管の動脈硬化症による血行機能不全が原因で起こってきます。

　もちろん年齢が行って動脈硬化がひどくなってきてからのめまいは、中枢神経である小脳や脳幹の障害が主となっている場合も多く認められますので、当方の治療ではもちろん中枢神経機能も良くなるのですが、なんとなくふらつくという症状が残る例が極少数ですが残ります。でもこれは仕方がないことです。

　最近の脳神経学では血行が良ければ中枢神経もある程度改善することが証明されていますが、かなりの時間を要します。そのことはご理解いただきたいのです。

　中枢神経の中でも特に体のバランスを支配する小脳や脳幹の障害ではこの傾向が顕著です。やはりこういう方の脳の MRI を撮りますと明らかな脳組織の萎縮が認められます。これは長年の動脈硬化による血流障害で脳実質がやられているのです。

　実際当院ではかなり多くのめまいの患者さんの動脈硬化治療を行っておりますが、このなんとなくのフラフラ感が残る方が数例ですがおられます。いずれも80歳を超えた方です。やはり血管パターンは冬がダメな方ばかりです。こればかりは症状は当然かなり良くなるものの、致し方がないことです。

　この章で申し上げたいのは、当方の治療の目的はあくまでも血管年齢を実年齢にもっていって元気で長生きしていただくことです。めまいは治りましたが脳梗塞や心筋梗塞で亡くなりました、では身も蓋もありません。幸いこの数例のめまいの残る方も今もお元気で生活できて、自分でしっかりと歩けておられますから、当方は良しとするべきと考えております。

　上で全身の血管の９割以上が毛細血管であると言いましたが、実はこの毛細血管も動脈硬化の影響を受けていて、当院の動脈硬化治療を行うと非常に良くなることが分かってきております。詳

しく述べますと、これは流体力学という分野になるのですが。

　ここで皆さんに質問があります。

　毛細血管の太さと酸素を運ぶ赤血球、どちらが大きいかご存じですか？

　答えは赤血球の方が大きいのです。毛細血管の太さはおよそ5μm、赤血球の大きさは7〜8μm、びっくりするでしょう。ではどうして赤血球は細い毛細血管の中を流れているのか？

　赤血球の形は皆さんご存じのように中央がくぼんだ円盤型をしていますが、血管の中を通過する時はへこんだ中央が尖がった、先に伸びたロケット型になって通過しているのです。

　実は九州大学の基礎研究で、この赤血球の変形能力がLDLコレステロールにかなり影響を受けることが分かってきているのです。つまりLDLコレステロール値が高くなってくると赤血球の変形能力が悪くなって毛細血管の中を流れにくくなってくるのです。私はこの境界数値がちょうどLDLコレステロール値80mg/dlだと考えています。

　事実めまいの患者さんを見ていても、LDLコレステロール値が70mg/dlだと調子が良いのに80mg/dlを少し超えると途端に調子が悪くなりますからよく分かります。一方LDLコレステロール値に関しては、海外でも低ければ低いほど良いとされていますので50〜70mg/dlぐらいが一番良いのかな、と考えております。

　ここで動脈硬化のもう1つの原因である血糖値について詳しく述べてみましょう。これまではLDLコレステロール値の理想値とその原理について述べてきましたが、血糖値に関してはどうして最高値120mg/dl未満でなくてはならないのか、述べてみます。私の自分の体も含めた詳細な調査から、まずはコレステロール値を目標値に持っていったのですが、全員血管年齢が正常にはなりませんでした。糖尿病学会で定められている正常血糖値以内にあ

る人でも全く血管年齢が奇麗にならなかったのです。そこでやはり注目したのは人間の血糖値です。

　私が考えたのは、そもそもこの人間の血糖値状態を調べる75ｇブドウ糖負荷テストにおける、正常と定められている血糖値がおかしいのではないか？　ということなんです。下の図に示すのは一般的な75ｇブドウ糖負荷テストではなく、10分おきに患者さんの血糖値を測定してグラフ化したものです。実はこのテストの前に同条件でブドウ糖75ｇを内服してもらって、規定通りに１時間後、２時間後に血糖値を測定したのですが、全員正常範囲であったのです。そこで再度10分おきに血糖値を測ってみたのです。

　実は、自分も含め患者さんの血糖値を10分間隔で、いろいろ測っているうちにとんでもないことに気が付いたのです。一般の病院での血糖値測定は腕からの採血によって行っていますが、10分ごとに毎回毎回血糖値測定のために腕からの採血では患者さんはたまったものではありませんので、当院では糖尿病患者さんが自己血糖を測定するのに使用する、簡易血糖測定器を使用して測

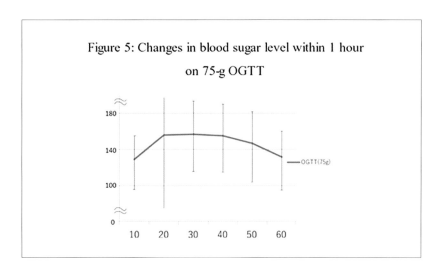

定しました。そこでとんでもない事実に気が付いたのです。結果として、血糖値が130 mg/dl 未満であると血液の出方が普通であるのに、血糖値が130〜140 mg/dl にさしかかると血管が収縮するためか血液が出にくくなるのです。逆に血糖値が140 mg/dl を超えると真逆に血管が拡張するのか、物すごくたくさん血液が出てくることに気が付いたのです。この所見はどの患者さんでも認められたのです。

　そこでこの血糖値が130〜140 mg/dl に末梢血管を傷める層があるのではないかと推測したわけです（ここでは血管障害帯と呼びます）。そのことを下の図に示しております。そこを避けるように最高血糖値を120 mg/dl 未満にしておけば動脈硬化が良くなるのではないか？　と私は考えたのです。そこで炭水化物を控えてもらったり、それでも下がらない方には血糖値を上げないお薬を

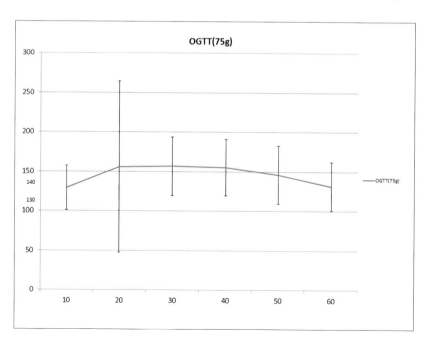

調節して120mg/dl 未満にコントロールしてみたのです。その結果として血圧は低下し、ba-PWV も血管年齢も正常化して、血管が奇麗になったのです。

　つまり、この仮説が正しいことが世界で初めて証明できたわけです。この結果を、9年前に『新薬と臨牀』という雑誌に載せました。正確には、2014年第63巻5号 p. 70–78です。検索したい方は是非原文を見てください。

　これが、私が世界で初めて動脈硬化を完全に治すことができたいきさつです。

　下には毎日3食食事をとって血管を傷害している様子を分かりやすく図示しています。血糖値が上昇する時と下降する時に2回血管を傷めつけますので1日に合計6回血管を傷めつけることになります。これを、炭水化物を控えて120mg/dl 未満に持っていく習慣をつけると、血管が傷む頻度はかなり減ります。一般に血

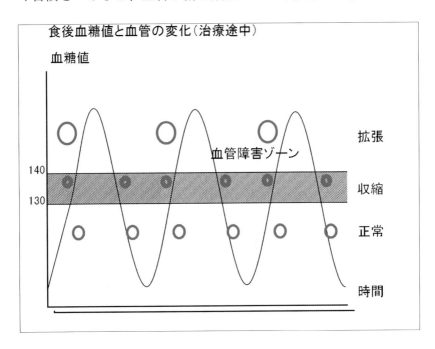

糖値が140 mg/dl を超えて血管が拡張してくると血液の流れが緩やかになり体が温かくなってきますので、皆さん眠くなってきます。

　私は十数年前からこの血糖値の重要性についていろいろな方に述べてきました。

　最近になって、いわゆる食後高血糖や血糖値スパイクなるものがあって、下手をすると心筋梗塞や脳梗塞で死亡することがあると言われるようになってきました。しかしその詳しい内容については誰も正確には発表していません。

　そこで、ここでそれらについて正確に発表しておきます。食後の血糖値が130 mg/dl にかかってくると血管は傷みますので、食後高血糖とは血糖値130 mg/dl 以上のことを当然示します。

　また血糖値スパイクについては、食後の血糖値が130〜140 mg/dl を通過する時に起こりますから、この血管障害帯を血糖値スパイクと呼ぶべきであると考えます。

　ですから食後眠くなる方は、確実に血管が障害されていますので、眠くない程度に炭水化物を控えるという習慣はとても大切だと思います。

　上にいろいろと述べてきましたが、結果的にこの動脈硬化治療で、ほぼすべての様々なめまいが治ってしまいますので、やはりめまいの原因は動脈硬化症であると言わざるを得ません。当方の治療を行うとめまいはほぼ収まりますが、たまに睡眠不足やひどいストレス時、気候の急激な変化等でめまい発作を起こすことがあります。それは治療後時間が経っていない時であって、何年も通っておられる方は、そういう時でも全くめまい発作を起こさなくなります。この結果から考えられることは、脳血管は隅々まで完全に奇麗になるまでは、やはり年数がかかるということだと思います。

いつも私は言いますが、人間はそもそもそんなに賢い動物では決してありません。経験した結果からでしか論理的推定ができません。したがって上に述べたように脳神経が完全に良くなるには数年かかるということをしっかり記憶していてほしいのです。これは私が今までに治療してきた1000人以上のめまい患者さんの治療経験から初めて言えることです。ですから治療後しばらくしてめまいがしても不安がることはありません。治療を続けていけば、やがてほとんどの方がめまいから解放されますし、もっといいことは無病で長生きできるということです。

　現在、日本では少子高齢化が進み医療費がどんどんかさんでおります。問題は老人医療であって、健康寿命が平均寿命に比べて極めて低いということなのです。この滋賀県でも平均寿命は83〜84歳ぐらいだと思いますが、健康寿命はなんと71歳なのです。人のお世話にならなければならない期間が12〜13年もあるのです。この間は、体は不自由になりますし、介護やその他の要因で医療費が大幅にかさみます。当然周りにも大変な迷惑をかけてしまいます。当方の治療を行って健康寿命が延びれば医療費の大幅削減ができますし、何よりも高齢の方が元気で長生きできるということほど幸せなことはありません。様々な活動もできますし、いろいろなところへも旅もできます、好きな食べものも食べられます。ボランティア活動も良いと思います。

　実際当方を受診されている高齢の方は、皆さんすこぶるお元気で、80歳を超えても現役で仕事をされている方が非常に多いのです。簡単に言えば寝込んでしまって医療費がかさむところを、逆に税金を納められているのです。国の財政面から言ってもこれほど素晴らしいことはありません。余った予算を子ども世代や今の若者に回せるからです。これによって少子化の解消にも大いに期待が持てます。

●教科書的なめまいについて

ここで上に述べていた教科書的なめまいについて少しお話しいたします。

前 庭神経炎

まずは前庭神経炎です。

このめまいは急激に発症するかなりひどいめまい発作で、収まるのに長ければ１週間ぐらいかかる場合があります。ほとんどの場合、家で安静に、とはいかないので入院が必要となり、嘔気もひどいので点滴治療が必要となります。内耳神経のめまいの元となる前庭神経が急激に障害されると起こるとされますが、はっきりとした原因は分かっていません。当方では２つの可能性を考えております。まず１つは風邪のウイルスです。ウイルスが前庭神経に感染して急激に前庭機能が低下するために起こる可能性が考えられます。もう１つは動脈硬化による前庭神経への血流障害です。これによって神経機能が急激に落ちてめまいがする場合です。当方の考えではやはり動脈硬化の可能性が高いと思います。なぜか？　もともとこの病気の頻度はかなり少なくて、私も数例しか経験したことがないのですが、若い方の発症を経験していないことです。ウイルス性なら若い方も起こして当然なのですが、私が経験した症例は皆さん50歳以上でした。その経験からもウイルスよりは動脈硬化の可能性が高いと個人的には考えております。とにかくめまい発作がひどいため、入院治療が必要となりますので、一開業医が扱える病気ではありません。

メ ニエル病

次はメニエル病です。この病気は、皆さん名前はよくご存じだ

と思いますが、その詳しい内容は全くご存じないと思います。め
まいと言えばメニエル病、と考えられている方が多いと思います
が、実は非常に珍しいのです。内科にめまいでかかるとすぐに
メニエル病と病名が付く場合が多いのですが、実は当方の1000
例以上のめまいの経験の中でもおそらく10例までだと思います。
というのはこの病気の定義が難しくて、簡単に言うと、まず変動
する聴力を認めること、めまいは回転性めまいが多いこと、しか
もめまいが起こる前に患側の聴力低下を伴うこととなっておりま
す。つまり、悪い方の耳が急に詰まってきて、耳鳴りが大きく
なったりして聞こえが悪くなってきて、その直後にグルグルと目
が回ってくることが起こってくる、というのがメニエル病の特徴
なんです。めまいの専門医でも確実に診断するには1年以上経過
を追わないと確実に診断ができないという疾患なんです。この定
義を尊重すると、実際はこのような患者さんは非常に少ないこと
が分かります。

　そもそもこの病気は、別名特発性内リンパ水腫という病名がつ
いており、高解像度の内耳 CT では肉眼的に観察可能です。どう
いう病気かというと内耳の内耳神経はリンパ液という液体の中に
浮いて存在するのですが、そのリンパ液も内リンパ液と外リンパ
液に分かれています。その内外リンパ液の間に挟まれて神経が存
在すると考えていただいたらいいのですが、その中の内リンパ液
がなぜか水ぶくれを起こして神経自体を圧迫しだすとめまいや難
聴を起こしてくるというものなのです。事実高解像度の CT では
水ぶくれ（内リンパ水腫）の状態を観察できます。

　ではどうして水ぶくれが起こるのか？　57〜58ページにメニ
エル病の症例を述べましたが、この方も血管年齢は高かったので
すが、当方の治療で難聴も正常化し、めまい発作も全く消えてし
まっています。水腫、つまり水ぶくれが動脈硬化治療で良くなっ

たことから推測できるのですが、実は、これによく似た水腫の病
態を示す病気が人間にはあと２つあります。１つは緑内障です。
眼圧が上がって発症します。これも眼球内にある眼房水という水
たまりが、水ぶくれを起こして眼球の圧力が上昇して網膜の神経
を圧迫して、緑内障を起こしてきます。原因は不明とされていま
す。当方で動脈硬化治療をされている患者さんで、緑内障を合併
されている患者さんは結構おられるのですが、ほとんどの方で眼
圧が下がります。つまり水ぶくれが解消するのです。

　もう１つは水頭症という病気です。これも原因は不明ですが脳
内にある脳脊髄液が増えすぎて、つまり水ぶくれを起こして脳内
圧が上昇して脳組織を圧迫しだすためにいろいろな脳神経症状が
出てくるややこしい病気です。これも原因不明とされています
が、当方の経験では１例治療経験があります。治療とともに脳神
経症状が明らかに改善し、脳内圧が下がったことが考えられま
す。この方は症状としてめまい、難聴と歩行障害を示しておられ
ましたが、治療後はめまいもなくなり聴力もかなり改善し、歩行
も非常にしっかりされるようになりました。これらの結果から水
腫は動脈硬化と密接に関係していることが考えられます。

　この結果から私自身の推論を行ってみます。体の中には、今言
いました水たまりが３つあります。内耳のリンパ液（内リンパ
液）、脳脊髄液、眼房水、です。いずれの組織も水が単に溜まっ
ているというわけではないのです。絶えず中の水は代謝が行われ
ております。つまり水を作る組織と吸収する組織がそれぞれある
という事実です。内リンパ液の場合は蝸牛神経に随伴する血管条

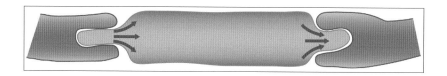

から分泌されて、内リンパ管という組織を通じて脳硬膜にくっつくような形で存在する内リンパ嚢で吸収されることが分かっています。矢沢、北原らの研究で、メニエル病の患者さんはこの内リンパ嚢の機能障害を起こしていることが報告されています。脳脊髄液の場合は少し話がややこしくなりますが、脳内には脳室と呼ばれる所があり、そこに脈絡膜という血管が集まった組織があります。そこが分泌を行っており、脳脊髄内を液が回って最終的にくも膜という脳全体を覆う膜組織から吸収されて静脈に流れていきます。眼房水の場合は脈絡膜という組織で分泌されて、隅角という隙間にあるフィルター繊維柱帯という組織から静脈へと吸収されていきます。ややこしくてすみません。

　つまり水腫ができる原因は分泌する方ではなく吸収する方の問題で起こっていることが想像できます。その様子を下の図に示してみました。つまり水はどんどん分泌するが吸収が間に合わなくなって水ぶくれを起こしているということです。そしてこの吸収低下の原因が動脈硬化であることが推測されるわけです。

　事実動脈硬化治療を行うと水腫が消えてしまうことから上に述べたことが推測されます。なぜなら聴力も完全に正常化してめまいも止まってしまったんですから。それと血管年齢も当然実年齢に戻りました。動脈硬化治療で、水分の吸収が正常に働きだしていることが実際には目に見えませんが想定できます。

　メニエル病の話が長くなってしまいました。でもこの話は人間

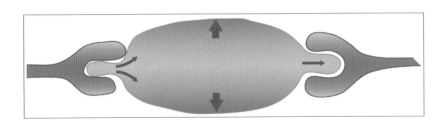

の体のメカニズムを知る上で非常に重要な部分ですので詳しくお
話ししました。

良性発作性頭位めまい症

　次は、最近よく聞かれることが多い、良性発作性頭位めまい症
という病気です。

　これも当院の調査では一般に言われるほど多くはありません。
これも定義がきちっとあり、この定義に当てはまる患者さんは一
般的に言われるほど多くはありません。

　なぜそういうことになっているのか？　定義については、まず
ある頭位にもっていくと数秒してからめまい発作が起こってきて
数十秒続くのですが、次第に収まってくる、または元の位置に頭
位を戻すとめまいは収まる。これをまた繰り返して頭位を変換す
るとまためまいがし出すが程度は最初より軽くすむ、これを何回
か繰り返すとめまいは消えてしまう、という疾患なんです。でも
この定義に当てはまる症例は実は本当に少ないのです。ではどう
してそんなに多く存在するようになってしまったのか？　言い換
えるとどうしてこの病名が増えてしまったのか？　答えは簡単、
今私が述べたように、厳密に診察せずに病名をつけてしまってい
ることなんです。当方も疑問に思っておりましたが、同じ考えを
お持ちの先生もおられるようで、私と同じくきちっと診断してい
ないのが原因である、とはっきり述べられていました。ちょっと
頭を傾けるだけでめまいがする、ということが独り歩きしてし
まって病名の使用が増えているのです。

　めまいをたくさん見ていると、ひどいめまいの回復期や、めま
いの常連さんが軽い発作を起こす時に同じようなことが起こって
くるのが分かります。これを良性発作性頭位めまい症と間違って
判断している場合が多いと思われます。

実はこの疾患の病態は、内耳にある耳石が外れてしまって、これが内耳の中を頭位を変換するごとにコロコロと転げてめまいがするということになっているのです。が、本当に内耳を覗いて見ているわけでもないので、これ自体本当にそうなのか？　当方は非常に疑問に思っています。だって真実は分からないんです、直接内耳の中を見られないので。

　話は飛びますが、私は大昔に学位を内耳研究で取得したのですが、タイトルは「トポマッピングによる眼球変位の研究」です。何をやったかというと、めまいがしている患者さんや内耳障害を起こしている人の眼球の動きや位置は実際どうなっているのか？　世界で初めての研究で、この論文で、以前は一般のめまいを起こしている患者さんは、三半規管の障害でめまいを起こしていると考えられていたのですが、実際には三半規管だけではなく耳石も障害を受けていることを世界で初めて証明しました。つまり、一般のめまいの患者さんでも耳石もやられるのです。ですから普通のめまいの患者さんでも頭の位置を変えてもめまいは十分起こりえるのです。私はこの事実を知っているので、耳石が外れてコロコロと内耳の中を動いてめまいがする？　海外の医師の論文で一躍有名になった病気ですが、それ本当にそうなの？　こんなこと、そうではない可能性を、私が30年前にすでに証明しているのです。その上に、内耳障害は動脈硬化症と今まで言ってきましたが、耳石に分布する神経が動脈硬化の影響を受けて障害を起こしても、頭位の位置の認識ができなくなりますから、めまいは起こってくるわけです。この説明の方がよほど合理的だと思いますが。それとこの良性発作性頭位めまい症の患者さんも血管年齢が高く、当方の動脈硬化治療を行うと頭位によるめまいもすぐに治ってしまいます。少しばかり愚痴を言ってしまいましたが。

　医学に関して、これはいろいろな分野に言えることかもしれま

せんが、簡単に信じてはいけないということです。今まで常識の
ように言われてきたことが、すぐにころっと変わってしまうとい
う事実を嫌というほど私自身が見てきましたから、疑心暗鬼とい
うか、私の場合医学の教科書に書いてあっても実際自分が経験し
たり、やってみて納得しないと絶対信用いたしません。実際自分
が経験して初めて納得するという場合が多いのです。特に日本人
は、外国の有名な先生が言うと何でもすぐに信用する、という悪
しき伝統があります。その一方で日本人がいくら素晴らしい理論
で説明しても、なかなか信じないという困ったところもあるので
す。特に医学界は顕著です。当方の動脈硬化治療がなかなか広ま
らないのもそういう理由が大きいと思います。

　特に最近の日本人の医師は忙しさも手伝って、せっかく良い治
療方があっても実践してみようという医師が非常に少ないのが事
実です。非常に残念なことですが、これが現実です。とにかく今
の日本の医師は動きません。一般の患者さんはこのことを知って
おくべきです。症状が良くならないなら漫然と同じ医師にかかる
のではなく、セカンドオピニオンで医師を変えてみてもいいので
す。このことについては全く遠慮はいりません。

　今、めまいに関してこの本を書きましたが、当方のお知り合
いである数名の識者から Facebook や YouTube などの様々な媒
体を使って情報を広めたほうが良い、と言われていますので
Facebook もやっており、様々な情報を発信しております。実際
の多くの医師の方もご覧になってくださっているのですが、医師
自身がやってみようという方は少ないですね、残念ですが。しか
しその中でも、自分の体を治療してみて、実際にこの治療法が素
晴らしいことを体感されて、情報を発信してくださる医師が最近
徐々に増えてきているのが有難いです。実際当方の医院のある滋
賀県の片田舎へ、ご自分の治療のために北海道や九州から足を運

んでくださる医師も出てくるようになりました。

　少し医師自身の病気のことについて述べてみます。私も最初に述べたようにひどい動脈硬化であったわけです。３年前に岐阜県の医師会が外科系の医師を中心として平均寿命を調べたのですが、なんと平均寿命が71歳だったのです。医師の激務もありますが、あまりに短いので当方もびっくりしてしまいました。医師こそ率先してこの治療をすべきなのです。ちょっと話がずれましたが。

　何せ、皆さんにお伝えしたいのがめまい、難聴は動脈硬化症が原因なのですから、きちっとした治療を行わないと寿命が短いかもしれないのです。人生１回きりです。ご自分の命を大切にしてください。元気で長生きできて、幸せに暮らせるならこれほど素晴らしいことはありません。まして不自由な体になって医療費がかさむということも無くなるわけですから、他人に迷惑をかけることも無くなるわけです。是非とも実践していただきたいのです。

聴 神経腫瘍

　次の疾患、これはめったに無いのですが、聴神経腫瘍という良性の腫瘍が内耳道（脳から内耳へ神経が伸びる骨の筒状の構造物）の中にできることがあるのです。非常にゆっくり発達して内耳神経を圧迫するために、気付かぬうちに聞こえは少しずつ低下してくる病気なのですが、まれに内耳血管を急激に圧迫してめまい発作を起こすことがあります。治療は残念ながら腫瘍の手術的切除しかありません。この病気でのめまい発作をここに書いたのは、私が実際に経験したからです。50歳の女性でしたが、右の難聴とめまいを訴えてこられました。聴力も変動していますし、めまい発作もまさにメニエル病そっくりだったのですが、もしやと思って内耳道のCTを撮ったのです。見てびっくり、聴神経腫瘍があったのです。すぐに手術となりましたが、ここで皆さんに

お伝えしたいのは、めまいの場合、当方の上の例でも分かりますように、内耳性つまり末梢性と考えられる場合でも脳内に腫瘍ができていたり、必ずしも安全でない場合が必ずあるのです。

　ですから慢性的に進行する両側の感音難聴の場合は別として、片側の進行する難聴やめまい発作の場合は必ず一度は脳の CT か MRI の撮影をしておいた方がより安全だと思います。

　よく巷のめまいの本で、こんな場合は末梢性でこんな場合は中枢性というような本がいっぱい出回っていますが、絶対信用しないでください。どの病気でも必ず例外が少なからず存在します。

　事実ここには詳細は記載しませんが、小脳に起こる脳梗塞や出血はめまい発作をよく合併して、末梢性のめまいと間違う場合もかなりあります（もちろんこれらの疾患はひどい動脈硬化が原因です）。

　今まで基本的に述べてきたようにめまい、難聴の原因は動脈硬化症であること、難聴の程度がひどいほど動脈硬化の程度がひどいこと、こういう事実を考えるとこのような症状が出始めると、動脈硬化が原因なんだなと考えて、できるだけ早く当院の動脈硬化治療をされることをお勧めいたします。

　この本の中では詳しく述べていませんが、現在の日本人の死因の１番である癌も原因は動脈硬化症です。当院の調査で癌患者さんの血管年齢は多くの場合非常に高いことが分かっております。ですからめまい、難聴の原因が脳の悪性腫瘍であることも十分にあるわけです。現在の癌治療は飛躍的な進歩を遂げていますが、それでも癌が完全に治るという場合はまだ非常に少ないのが現状です。一度癌にかかってしまったら大変です。そうならないためにも是非とも当院の治療を早く受けて元気で長生きしていただくことが大切です。

ざっと上に述べてきたように、教科書に載っているような比較的頻度の少ない特殊なめまいも、結局は動脈硬化が原因で当院の治療で良くなることが多いのです。

　めまいの概略と治療法について今まで述べてきましたが、ここで統計的な数値を挙げておきましょう。当院で治療を行った726例のめまい患者さんの大まかなデータをここに記載しておきます。平均年齢は61.4歳ですがba-PWVで測定した血管年齢の平均は72.0歳で、実年齢より10歳以上高いことになります。男女の比率は男性318人、女性が408人でやや女性の方が多いです。血圧は平均が140/82 mmHgでやはり高血圧を認めます。また血管年齢が100歳を超える方は177人もおられます。それと脳梗塞や心筋梗塞を起こす危険性が高くなるカットオフ値の、ba-PWVが1800 mm/sを超える方は、281人もおられ、めまいにおいてもやはり難聴と同じく動脈硬化がひどい方がたくさんおられるのです。くれぐれも御用心された方が良いと思います。

●では動脈硬化症はいかにして気付いたらいいのか？

　上にも述べてきましたが、動脈硬化症は非常に大変な病気であるにもかかわらず、非常に症状が出にくい病気です。少しでも早期発見に役立てていただければ幸いですので、当院が数千人の患者さんを実際に診察してきて、これは注意しておいたほうが良いと思われるちょっとした動脈硬化のサインを提示しますので、よくご覧ください。またその理由をできるだけ詳しく述べさせていただきます。

　　▪血圧が以前に比べると上がってきた。

- 最近汗かきになった。
- 頭痛がよくする。
- 頭の毛が最近薄くなってきた。
- ふけがよく出る、耳垢がよく溜まる。
- 口内炎がよくできる。
- 以前はよく眠れたのに最近あまり眠れない。
- 小便の回数が増えてきた。
- 夜中に何回も小便に起きる。
- 唾液が減ってきて口がよく乾く。
- 歯周病が良くならない。
- 以前と比べると疲れやすく、よく寝ても翌日に疲れが残る。
- ちょっとしたことによくイライラする。
- 持病に痔がある。
- 足がよくむくむ。
- しもやけができやすい。
- 足に静脈瘤ができている。
- いつも体がなんとなくだるく元気がない。
- 体が疲れやすく、睡眠をとっても疲れが取れない。
- 最近同じものを食べているのに体重が減ってきた。
- ちょっとしたストレスでよく下痢をする。
- 食事の後に眠くなる、胃酸がよく出てすっぱいものが上がってくる。
- 花粉症がある。
- 慢性的に副鼻腔炎があり鼻詰まりをしやすい。
- いびきがひどい。
- 嗅覚が鈍くなってきた。
- 肩こり首こりがひどい。

- よく腰痛が起こる。

血圧が以前に比べると上がってきた

まず、血圧が以前に比べると上がってきた。

これからいきましょう。一言で言って原因は明らかな動脈硬化症です。血管内腔に動脈硬化が起こってプラークができて内腔が狭くなってきたせいです。難聴の方のデータ分析を上に載せていましたが、動脈硬化治療を行うと、血圧は皆さんかなり下がっています。そうです、血管が奇麗になって内腔のプラークが取れてくると自然に血圧は低下してくるのです。

まさに下の図に示すようになってくるのです。これが理想的な高血圧の治療でしょう。これでもまだ血圧が高ければ、初めて遺伝的な本態性高血圧と呼べるでしょう。その時には少量の降圧剤を使って降圧の目標値である130/80 mmHg 以下に血圧をコント

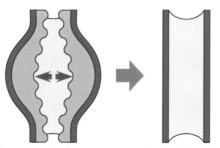

高血圧症血管に対する理想的な治療（当院の治療法）

まず動脈硬化の治療を行いそれでも血圧が高い場合は
少量の降圧剤を追加する。（動脈硬化の改善と降圧を行う。）

ロールすればいいのです。

　しかし一方で現在行われている高血圧治療はどうでしょう？一般の内科の先生は患者さんの血圧を測って高ければ、高血圧ですね、血圧のお薬を出しておきましょう。これではだめなんです。実は高血圧の最近の報告を見ると、高血圧を専門に診療している医師に対して、治療目標である血圧130/80mmHg未満を達成できている患者さんがどれくらいいるのか調査をしたんですね。結果はなんと30%です。全く達成できていません。なぜか？　動脈硬化が関係しているからです。以前から高血圧治療に関しても糖尿病と同じく数値を下げすぎると死亡例が増えるいわゆるJカーブが存在するのです。そのために怖くて血圧を下げられないのです。答えは簡単、下の図に示したように無理やり血圧を下げると血管が詰まってしまうんですね。ですから高血圧の患

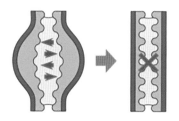

高血圧と動脈硬化が合併した状態での降圧剤使用時の血管状態

この状態で降圧剤だけを使用すると血管が詰まってしまう。
これが高血圧に伴うJカーブの理由である。
したがって十分な降圧が出来ないのである。

者さんはまず動脈硬化を合併していると考えたほうが良いと思います。当方の動脈硬化治療を行うと無理なく血圧は下がります。是非ともご検討ください。

汗をよくかくようになった

これは夏がダメな血管パターンの方によく見られる症状です。まさに私がそうでした。以前のひどい時の私は少し暑いと汗がよく出て困りました。動脈硬化治療が完了した今は、全くというほど汗をかきません。北アルプスの登山はさすがに汗をかきますが、それ以外はまずかきません。結論から言うと動脈硬化が取れて全身に潤沢に血液が流れると、絶えず皮膚から水分が蒸発していて気化熱で体を冷やしているのです。暑くなったり運動したりして体温が上がってくると自然に皮膚からの水分蒸発を増やして体温を下げます。ところが末梢循環が悪いと熱の発散がうまくできませんから、仕方がないので汗として皮膚から水分を出して無理やり体温を下げているのです。これは無理やり汗を出さないと体温を下げられない状態、つまり動脈硬化がかなり進んでいることを示しています。ですから日頃から汗かきの方は要注意です。ちなみに恐怖時の冷や汗はまた別ですので。

頭痛

次は頭痛についてです。

日本人の頭痛持ち、多いですよね。診察時に、先生頭痛がよくするのでついでにロキソニン出してくれます？　と言う患者さん、すごく多いですね。その中でもほとんどが片頭痛なんですが、日本ではあまり言われませんが、この頭痛があると将来脳梗塞の危険が高まる、という論文は海外ではいくつも見かけます。つまり原因は動脈硬化症なんです。脳血管が動脈硬化を起こすと

まず脳の血流が低下します。人間の血管の特徴として血流が悪くなると炎症反応が引き起こされます。これは獨協医科大学の渡辺健介特任教授が証明されています。血流が悪いと好酸球が増えて、流れの悪いところに集まってきていわゆる炎症物質であるサイトカインを多量に分泌します。その結果、血管は炎症を起こし血管周辺の組織も浮腫を起こしたりします。これが頭痛の根本原因です。ですから鎮痛剤を飲んでも単なる対症療法にすぎず、根本原因である動脈硬化症はちっとも良くなりません。どうしてこのようなことが言えるのか？　実際皆さん血管年齢が高いのです。ですからこの動脈硬化治療を行うと全員頭痛は完全に消えますし、脳血流が増えて気分がすごく良くなってきます。実は当院へ治療に来られる患者さんの主訴はいろいろなんですが、その治療が完了する時に、先生実は私ひどい頭痛持ちだったのですが、完全に治ってしまったんです、とよく仰います。ですから動脈硬化症の持ち主には、かなりの頻度で頭痛があると思っておいた方がよさそうですね。将来の脳梗塞予防のためにも是非動脈硬化治療はお勧めです。

頭の毛が薄くなってきた

次は頭の毛が薄くなってきた、つまり禿げですよね。

皆さん最近、若い方でも禿げている方が増えていると思いません？　私ももう還暦をだいぶ過ぎましたが、私の小さい頃を思い出すと、高齢の方を除いて禿げている方はそんなには見かけなかったですね。実はこれも動脈硬化が原因です。事実東京大学が、最近禿げの調査で原因が動脈硬化である場合が多い、ということを報告しています。末梢循環が障害されて毛の生える元の部分である毛根に血液が流れなくなることが大きな原因です。この影響で毛根自体が消滅したり、機能不全になって禿げたり、髪の

毛が細くなったりします。動脈硬化治療を行うと髪の毛が増える、太くなる方が多いのですが、ここで一つ不安材料を挙げておきます。

　全ての方で良くなるわけはないのです。なぜか？　動脈硬化の原因はLDLコレステロールと血糖値ですが、このLDLコレステロールを下げるスタチンという薬で、まれではありますが髪の毛が薄くなる方がいるのです。ちゃんとお薬の副作用のところに記載されております。この点は是非とも留意していただきたいのです。でも実際検査を行って血管年齢がかなり高い場合は命のほうが大切ですので、そちらを優先していただきたいと個人的には思います。

ふけがよく出る、耳垢がよく溜まる、顔が脂ぎっている

　これは私が実際に自分の体で実感したことなのです。治療前は腋臭もひどく、顔は脂ぎっていて、ふけもよく出て、耳垢もよく溜まっていましたが、それが全くなくなりました。そのことから考えると、動脈硬化がひどくなり末梢循環が悪くなると、いろいろな分泌腺が暴走を始めるということだと思います。これは神経系統でも言えることですが、血液が潤沢に流れることで腺の分泌の適正なコントロールを行っているということだと思います。このタガが外れると分泌のし放題ということになるのだと思います。腋臭に関しても、これは汗の腺のアポクリン腺という分泌腺が絡んでいるのですが、分泌過多になってそれに細菌が繁殖して臭っているのです。当方は動脈硬化でいつも患者さんの全身を見ているのですが、潤沢な血流というのはその末梢の組織の暴走を防いでいるということが言えると思います。神経に関しても動脈硬化があって末梢や中枢の神経が興奮しだすと、不安神経症、癲癇発作、パニック障害などが起こってきます。いかに血流が全身

にとって大切か、ということが分かってきます。

□ 内炎がよくできる

　これはよくある症状ですね。一時的なストレスがかかって口内炎ができたが治ってしまった。このレベルだと問題はありません。問題は、しょっちゅう口内炎ができる、治りにくい、それもできると複数の箇所にできる、これは問題だと思います。基本的に口腔粘膜は食事の影響で絶えず傷を負いますので、１日ぐらいで粘膜の修復が行われています。それだけ口腔粘膜の新陳代謝は高いということです。そこへ動脈硬化が起こって十分血流が保たれないと、粘膜の代謝が行われなくなって傷の修復が難しくなってくるのです。これが口内炎の発生原因です。ちなみに治療をされますと全く口内炎はできなくなります。ですから複数できるとか、なかなか治らない方は動脈硬化症に注意したほうが良いですね。もう１つ口内炎に関してアドバイス。口腔粘膜は新陳代謝が激しいと言いましたが、この際に体の中で一番必要なのが、ビタミンとミネラルなんです。なぜなら細胞の新陳代謝で一番不足気味になるのがビタミンとミネラルなんです。ですから食事をバランス良くきちっと食べることです。栄養バランスが悪いと粘膜の代謝が悪くなりますのでこのことも大切です。

　もう１つ気をつけてほしいのが、口内炎が複数できるベーチェット病という病気です。かなり大変な病気なのですが、これも当院では数例の治療経験があり、いずれの方も血管年齢が高く当院の治療で全員良くなっておられます。ちなみにこのベーチェット病、難病指定になっているのですが、当方では先天的な遺伝子異常ではない後天的な難病の治療も手広くやっております。ベーチェット病、シェーグレン病、重症筋無力症、強皮症、皮膚筋炎、リウマチ、好酸球性副鼻腔炎、等を扱っております

が、これらの原因はやはり動脈硬化症に伴う免疫異常で起こっているのです。もう少し詳しく述べると末梢では免疫反応はやや暴走気味に反応するのですが、それをコントロールしているのが制御性Ｔ細胞という非常に大切な細胞（これは日本人の大変な発見で絶対ノーベル賞ものなんですが、なぜか貰えていません）で、もともと数がやや少なく動脈硬化症を起こして末梢血管が流れなくなると、この大事な細胞が隅々まで流れなくなるのです。これがこれらの病気の根本原因です。当院の治療で末梢循環が改善されると制御性Ｔ細胞が十分体全身に流れるために正常な免疫反応が回復して、ややこしい自己免疫疾患が収まるのです。ちなみにこれらの疾患を起こしやすい血管パターンは冬がダメな、極めて血管が細い方ばかりです。特に女性が多いですね。納得の結果ですね。これらのご病気でお困りの方は是非治療を行ってみてください。びっくりするぐらい元気になりますよ。だって病気だけを治すのではなくて動脈硬化も治って全身に血流が増えるのですから、体はかなり元気になります。

不眠症

　次は睡眠に関してです。意外と不眠症の方はおられるものです。

　不眠症と言っても、まず眠りにつきにくいタイプや寝つきはいいがすぐ目が覚めて長く寝られない、トイレで目が覚めて何度も行くので十分眠れない、等様々です。

　まずここで眠りのメカニズムについて簡単に説明しましょう。人間の体の中には時計（体内時計）があって、それなりの時間が来ると自然に眠気が来るようにできているのです。この時には、体の中では脳血管が少し拡張して脳内の血流がゆっくりになってきて、眠気が出てくるようになっております。実は脳の血管が動

脈硬化を起こしてくると、眠る時間になっても血管が拡張できないために、いつまでたっても眠気が来なくなってくるのです。また脳血流が悪いと深い眠りが来ないことも分かってきております。トイレで目が覚めて眠れない、これは睡眠というよりも膀胱の機能に問題があります。しょっちゅう尿意を催すために眠れないのです。

　どうして私が眠りを重視するかというと、人間は最低でも6.5時間は眠らないと、ストレスホルモンが上昇してきて、血糖値が上がってきて動脈硬化症が良くならないからなんです。動脈硬化治療はまずは LDL コレステロール値と血糖値なのですが、睡眠不足のために血糖値が下がらないと動脈硬化が完全には良くならないのです。結論から申し上げて、動脈硬化症が取れるとほとんどの方は十分な睡眠がとれるようになるのですが、睡眠不足が解決しないとその目標に辿り着けないんですね。ですから当院では睡眠にはかなりの注意を払います。なんとしてでも十分に寝てもらわないと動脈硬化が良くなりませんから。幸いながら LDL コレステロールと血糖値の治療だけで眠れるようになる方はいいのですが、頑固な睡眠不足の方は一定数おられます。この方のために当方はあらゆる処方をいたします。最近では以前の睡眠薬であるマイナートランキライザーという薬ではなく、依存性のない全く新しいメカニズムの睡眠薬がたくさん出ておりますので、安心して使用できます。もし仮にこれらの睡眠薬を使っても十分な睡眠が得られない場合は昔のマイナートランキライザーを極少量使う場合もありますが、不思議とこの動脈硬化治療を行っていると依存が起こらないことも分かってきました。というのも最初はこれらの睡眠薬を使って十分睡眠がとれて完全に動脈硬化が取れてくると、睡眠薬はもう要らないと言われる方がかなり多いのです。ですから安心して使用できます。

しかしこのストレスフルな現代社会において、かなり多くの方々がストレスを抱えられており、十分な眠りにつけない方も一定数存在いたします。中間管理職や学校の先生、夜間勤務の方など、ある程度の薬を使って寝ていただかないと体がボロボロになる方も実はたくさんおられるのです。動脈硬化治療もうまくいかず、十分眠れない状態が続くとうつ病のリスクも非常に高くなってきますので、意外かもしれませんが当院ではかなり睡眠治療に特化しているところがあります。安心してお任せいただければと思います。

頻尿

　次は尿の回数が増えてきた、しょっちゅうトイレに行きたくなる、頻尿のために夜によく寝れないなどの症状です。

　まず原因別に分けてみましょう。単に頻尿と言っても実はいろいろな原因があります。いずれも結論から言うと動脈硬化が関係しているのですが。

　まずは前立腺肥大です。膀胱から尿道へ尿が出ていく際に前立腺が肥大しているために尿がうまく通過できなくなり、膀胱の中に尿が残留して尿の回数が増えてくる状態を言います。前立腺の肥大がなぜ起こるか？　これも動脈硬化が影響しております、血流が低下してくると前立腺の正常な発達メカニズムが阻害されて肥大の方へ向かっていくのです。良性の腫瘍でもそうですが、動脈硬化治療を行うと簡単に消えてしまう場合が多いのです。なぜか？　細胞増殖は、それぞれの臓器でそのスピードや増殖範囲というのが遺伝子的にきちっと決まっているのですが、動脈硬化で末梢まで血液が流れなくなるとそのメカニズムがうまく働かなくなるのです。そのために異常増殖を起こしてしまいます。これが

良性腫瘍や組織の肥大の真のメカニズムです。前立腺の場合も動脈硬化治療である程度縮小するのですが、なぜか前立腺の場合はそのスピードがかなり遅いのです。ですからある程度動脈硬化治療を行っても改善スピードが遅い場合は、手術的に前立腺の肥大部分を削る治療をお勧めしております。

　次の原因は膀胱の問題です。動脈硬化がかなりひどいと膀胱に長期に血流が行かなくなり膀胱組織自体が非常に硬くなってしまうのです。ですから本来でしたら尿が溜まってくると膀胱はかなり拡張して貯尿できて、いっぱいになってきた時に初めて尿意を催すようになっているのですが、膀胱が拡張できないためにすぐに尿意を催してしまうのです。この場合は動脈硬化治療がかなりよく効きます。血管がたくさん増えてくると膀胱組織は意外と早く柔らかくなるようで、尿意を催す頻度が明らかに少なくなり、1回の尿量もかなり増えてきます。まさに理想的な治療です。

　最後は脊髄神経の問題です。ここに動脈硬化症が起こってくると脊髄反射がやや興奮気味になって盛んに、いとも簡単に尿意が起こってくるようになります。上にもずっと述べてきましたように末梢の神経反射経路は本来やや興奮気味になっていて、それを抑制、制御しているのが中枢であると。この理論は人間の体のどの組織にも当てはまります。免疫システムもそうですし、神経系統のコントロールもそうです。いつも上位組織が抑制に働いています。尿意に関しても同じことが言えます。この場合脊髄神経は、末梢では尿が溜まってきたからそろそろ尿意を催すようにしてくれと脊髄神経に信号を送りますが、まだまだ大丈夫と抑制信号を送るのです。脊髄神経の動脈硬化でこのシステムが破綻したらどうなるのか？　末梢の膀胱の言うがままに尿意を催すことになります。これが脊髄神経系の頻尿の正体です。実はどこをとっても原因が動脈硬化ですから、当院の治療がうってつけなの

です。ですから当方の患者さんで泌尿器系に困る方は少ないのです。嬉しい限りです。ただ先ほど述べたように、過度の前立腺肥大は手術が必要になることもあります。

唾液

次は唾液の問題ですね。これは高齢の方には比較的よく見られます。

単純に唾液腺が動脈硬化の影響で繊維化や縮小を起こし、分泌自体が減ってきて唾液が出なくなる場合がほとんどです。

動脈硬化で唾液腺もやられてしまうのですね。この疾患、意外にご本人は気付きにくいんです。症状としてはまず口臭がひどくなるとか、虫歯がやたら増えてきたということで気付くことが多いのです。でも当院の治療を行うと唾液腺が再び活性化して唾液は十分出ることが多いのです。

それとこの疾患の中に大変な病気が隠れていることがたまにあります。シェーグレン病という唾液腺をターゲットにして唾液が出なくなるという自己免疫疾患です。この疾患はいわゆる腺分泌を行っている場所が集中的にやられてきます。涙腺もやられるので目が乾いてきます。難病に指定されていて悪化してくると皮膚の分泌腺もやられ皮膚が乾いてきたりします。関節炎や肺の組織もやられて間質性肺炎を起こして呼吸器症状も出てきます。当方も数例現在治療中ですが全員やはり血管年齢が高いのです。治療を行うとびっくりするぐらい効果があります。唾液は十分すぎるぐらいたくさん出るようになってきます。ご安心ください。この疾患でお困りの方は是非当院の治療を受けていただきたいと思います。一般的な治療はステロイドの内服と点眼、人工唾液の使用ですね。

ここで自己免疫疾患（難病指定が多い）の一般的治療について

少し述べてみたいと思います。原因はこの本を読んでおられる方は動脈硬化が原因だなとご理解してもらえるのですが、一般治療としてはステロイドの内服と免疫抑制剤の使用が中心となります。逆にこれらのお薬を使用されている自己免疫疾患の方は寿命を縮めることになります。なぜか？　ステロイドホルモンの副作用は高血糖、高 LDL 血症、高血圧を引き起こします。つまり動脈硬化症にとって一番悪い作用なんです。また免疫抑制剤は都合よく病気の部分だけの免疫を抑えてはくれません。体全体の免疫を抑えてしまうため風邪をひきやすかったり、その他の感染症を非常に起こしやすくなります。つまり元の病気自体は無理やり抑えていますが、動脈硬化症や感染症で命を落とす可能性が高くなるのです。これでは本末転倒です。一方当方の治療は、全身の動脈硬化を取って自己免疫を正常化し、体を元気にして、その上に免疫力も高くなるという理想的な治療法です。是非これらの病気でお困りの方は当方の治療を受けていただきたいのです。

歯周病が良くならない

　これは、以前の私がこの状態だったのです。糖尿病もありLDL コレステロール値も 187 mg/dl あった時は、歯がボロボロでした。当然歯周病もひどく、友人の歯科へ行ってもひどいな〜、治療してもまた悪化する、どうしようもないな〜とよく言われていました。そのために上の歯のかなりの部分が抜けてしまいました。動脈硬化症がひどいと、歯と歯周病はどうしようもないんです。歯槽の周りの血流が悪いために免疫が働かず、細菌にやられっ放しになるのでどんどんひどくなっていきます。ところが動脈硬化治療を行い歯槽や歯肉の血流が改善してくると、免疫が十分に働くために歯周病はほとんど治ってしまいます。特に血糖値は大切だと思います。私の経験から申し上げると、歯槽部は一般

的に思われているほど血流が良くないのです。そのために動脈硬化治療を行っても、完全に歯槽部が良くなるには数年かかると思います。しかし一度良くなるとビクともしなくなります。歯槽部が引き締まり、歯は全くぐらつかなくなります。当方の動脈硬化治療の効果は、たいていの場合すぐに現れて患者さんは体がすごく楽になると言われますが、本当に末梢のすべての血管が奇麗になり、歯がビクともしなくなるのには、やはり２～３年かかると思います。私の場合で言うと、実は下の奥歯もやられていて１本歯根部から取れてしまっていたのですが、びっくりすることに暫くしてからその場所に徐々にですが硬いものが伸びてきたのです。びっくりして歯科の友人に見てもらったら、なんと親知らずが再び生えてきたのです。友人もこんな経験はないと言っていましたが、人間の根本的に持っている生命力というのはすごいものがあることを認識しました。一度抜けた歯が再び生えてきたんです。先ほども言いましたが歯に関しては血糖値がより重要だと思います。

　最近面白い論文が出ていて、歯周病に関してですが、炭水化物を普通に食べて歯磨きをまじめにしてもらう群と、炭水化物を極力減らして魚や豆類をしっかり食べて歯磨きを全くしない群とに分けて、その後の歯周病の様子を見た試験です。びっくりすることに炭水化物を取っていた方は毎日しっかりと歯磨きしたにもかかわらず歯周病は悪化していたのです。一方炭水化物を取らずに歯磨きを全くしない群では、歯周病が完全に治ってしまったという結果だったんです。いかに炭水化物が悪いか、ということですね。この試験ではつまり歯周病に関しては歯磨きの効果は全くないということになりますね。びっくりですが、私自身はある程度自分の体を見ていて納得する部分もあります。

以前と比べると疲れやすく、よく寝ても翌日に疲れが残る

　これは典型的な動脈硬化の症状ですね。血管年齢が高い方は皆さんこの症状を呈しています。

　でも治療をすると皆さんすごくお元気になられて、少し仕事で無理をしても寝たら翌日はすごく元気になっている、と言われます。おそらく動脈硬化があって末梢循環が悪いと末梢の細胞まで十分に血液が流れないために細胞に栄養が行かない、酸素も不足する、また細胞が新陳代謝をする時の老廃物もうまく排泄されないために蓄積するのでしょう。つまり体全体の細胞が酸素不足と栄養不足を起こしている結果、体がだるかったり、様々な症状を呈してくるのだと思います。よく疲れが取れないとか栄養剤のコマーシャルで聞く言葉ですが、栄養剤で動脈硬化が無くなるならこんな簡単なことはないのですが、そうはいきません。最近のテレビではこのようなサプリメントのコマーシャルが大量に流れます。テレビのコマーシャルの費用はかなり高いのですが、それでも流れているということはそれで儲かっているということなんです。つまりそういう症状で困っている方が非常に多いことを示しているのです。医師は自分の治療を法的にはコマーシャルできませんので非常に歯がゆい思いをしますが、是非この本を読まれた方は動脈硬化症が原因ですのでサプリメント等、無駄なお金は使わずに動脈硬化医療にお金をかけてください。宜しくお願いいたします。

ちょっとしたことによくイライラする

　ちょっとしたことでもイライラする場合がありますよね、特に現代はストレスフルな社会で人間関係もぎすぎすしていますから、ある程度仕方がないのですが。私は医師をやっており、動脈硬化治療を幸いながらやっていて患者さんが良くなる状態をたく

さん目にする機会が多いので、まだ幸せだと思っているのですが、一般の医師の医療は患者さんの愚痴のはけ口のような感じがして、対応する医師のストレスも大変だろうなと、思っております。さて動脈硬化症の話ですが治療をしていると、ふと患者さんが漏らされることが多いのが、気分が明るくなってあまりイライラしなくなったということなんです。最初はびっくりしましたが、そういえば治療前の患者さんはなんだか元気がなくてしょぼんとされている場合が多いのです。いつも看護師としゃべるのですが、治療後2週間もするとすごく元気で明るくなられるのです。やはり気分も落ち込んでいるとイライラもしますし、強い言葉を発する機会も多いと思います。しかし患者さん自身が、気分がすごく楽になり明るくなってイライラしなくなったと言われます。中には先生に診ていただくまで何年と笑ったことがなかったのに、家族に最近よく笑うようになったね、と言われてびっくりしましたと言われる方も割とおられます。

　さて脳科学的に説明すると、脳内にはセロトニンという物質があります。元気を出すホルモンの一種ですが、動脈硬化が進行するとこのホルモンの分泌が低下して、うつ気味、あるいはうつ病となることが知られています。同時に動脈硬化で脳細胞が酸素不足になると神経が興奮気味になります。これは前にもパニック障害や癲癇のところでも述べました。これがちょっとした不快なことでカッとしやすいということにつながるのです。簡単に言うと脳細胞に血が行かないと脳の怒りの神経が異常興奮を起こしやすくなるということです。

　それと、動脈硬化とは少し話がそれますが、今の現代人は人間が本来あるべき姿を忘れてしまっていると思います。それは人間の祖先の生活に関係があります。類人猿は森の中で生活していて緑の中に絶えずおりました。つまり野生の環境です。森があり、

草花が生え、風がそよぎ虫やカエル、蛇やトカゲがいる風景が、今のあなたの周りにふんだんにあるでしょうか？　そうでないと本能的に人間は精神を病んでくるのです。このことはあの有名な養老孟司先生がよく言われることですが、私も先生に同感で、小さい時から自然の中で過ごしてきました。ですから開業するにあたって都会でするか、田舎でするか悩みましたが、今の滋賀県高島市のド田舎で開業することに決めました。住まいは滋賀県の比良山地の一番北の端にあります。もちろん庭も木々でいっぱいですが、周りには森があり、シカやイノシシ、狸に狐、フクロウなどいろいろな動物が近くにやってきます。もちろん季節ごとの渡り鳥も家の庭木に寄って行きます。まさに自然の中で生活をしております。オフィスは少し町中にありますが、私は、自然が大好きですので、診察室は２面に大きな窓をしつらえて、診察しながら外の景色を存分に見られるように設計してあります。もちろんそれだけが理由ではありません。めまいの患者さんをたくさん診察しているので、外の天気が気になるのです。上にも述べましたがめまいと気象は密接な関係があり、天気の変化にはかなり気を使いますので、そのためもあります。何が言いたいかというと、都会に住んでいてそういう自然環境の中にいないと、どうしても人間は神経的に弱くなるのです。そういう意味でイライラする人が増えてきていることは十分考えられます。少し脱線してしまいましたが、非常に大切なことだと思っております。

　やや政治的な話になりますが、やはり国家運営の点から見ても東京一極集中は良くありません。地震でもあれば東京は完全にダメになり、日本の国が成り立たなくなります。やはり権力の分散が必要かと思います。ですから以前道州制の話が持ち上がりましたが、それも良い案だと思います。官僚も地方に分散、権限を各地方に任せて、物も人も日本全体に分散するほうが理想的だと思

います。これだと過疎化もなくなりますし、地方も栄えます。な ぜこの話をしたかというと、若者は田舎で子育てをすべきであ る、と私は考えているのです。野生環境を知らずに大きくなる子 どもの姿を考えると、とても怖いと思います。田舎ですと野生を 感じられますし、おおらかな子どもに育ちます。便利な都会に住 むのは、体が不自由になった高齢になってからで十分なのです。 ちょっと持論を展開してしまいましたが、医学のほうに話を戻し ます。ところで皆さんは手術を受けたことがありますか？　受け られた方はご存じかもしれませんが、手術時に患者さんを覆う布 は緑色です。なぜか？　手術を行う医師の気分をほぐすためで す。それだけ緑は大切なのです。もし都会にお住まいなら週末は 田舎へ行ってください。緑の中で思いっきり奇麗な空気を吸って ください。医学的に絶対必要だと思います。だって遺伝子的に、 森の木の上で生活をしていた猿の遺伝子は、今の人間にも確実に 存在するのですから。

痔

　次は痔の話ですね。どうして痔になるのか？　デスクワークば かりしているから？　ではありません。やはり動脈硬化が原因で す。治療すると治ってしまいますから。腸の中には栄養を吸収す るためにたくさんの動脈と静脈が存在します。腸の血管の中で一 番下にあるのが痔静脈という血管です。血液は重いので理論的に どうしてもこの場所に集まりやすいのですが、血管が奇麗でき ちっとした収縮能力があると心臓に静脈の血液が戻っていきま す。しかし動脈硬化があって血管が硬くなり収縮能力が落ちてく ると血液が心臓に戻らなくなってきます。そうすると一番下の血 管である痔静脈に血液が溜まってきます。これが痔の本体です。 奇麗に血液が流れていると本来痔はできません。しかも以前に述

べましたが血液は流れが悪くなると炎症を起こしてきます。これが痔が痛い原因です。

　これと同じ理論で足のむくみや足の静脈瘤も説明できます。足は人間が立ったり座ったりしても一番下にある組織です。血液は重いので絶えず足に血液が溜まってきます。これを足の血管の強力な収縮力や足の筋肉の作用で心臓へ戻しているのです。この場所の動脈硬化があればどうでしょう。血管が硬くなって収縮しないため血液が足や、その近くのふくらはぎに溜まってきます。これが足のむくみや静脈瘤となって目立ってきます。原因は動脈硬化症です。治療を行って血管が正常化すると収縮力が戻り、足のむくみも軽度な静脈瘤なら簡単に治ってしまいます。ただし静脈瘤が大きくなって、とても修復不可能なまでになると、これは早く手術的に除去しないといけません。なぜか？　血液が固まって炎症を起こしやすくなり、ひどい場合は皮膚まで潰瘍ができたり痛みを伴ったりするからです。

しもやけができやすい

　しもやけとは特に冬に手の先や足の指の先が炎症を起こしてきて腫れたり痛んだりしてくる病気を言います。ひどい場合は軽い凍傷のようになる方もおられます。原因は末梢血管が、寒さの影響で収縮して血流が行かなくなり、炎症を起こしてくるためです。これも典型的な動脈硬化症ですね。冬がダメな、血管が細い方に非常に起こりやすいですね。しもやけを起こされる患者さんはほぼ全例血管年齢を測るとかなり高い方が多いのが事実です。当方の事務にも１人このパターンの人がおりますが、極めて冬が苦手で11月になるともうしもやけが足にできていたようです。治療を開始してからもうずいぶん経ちますが、詳しく聞いてみると、暑い夏でもアイスコーヒーも冷たすぎて飲めなかったそうで

す。治療を開始して１年ぐらいで全くしもやけができなくなり、夏でも美味しくアイスコーヒーが飲めるようになったようです。冬には寝る時には靴下を何枚も履いて布団に入っていたようですが、血管が奇麗になった今は素足で寝ているようです。気が付くと寝ている途中で足が熱くなってきてこたつを蹴飛ばして布団の外に出している時もあると言っていましたから、随分な変わりようです。ですから、この症状は非常に大切な動脈硬化症のサインだと思ってください。治療すれば当然しもやけは無くなり、びっくりするぐらい体が温かくなります。

最近同じものを食べているのに体重が減ってきた

　これは実は要注意な項目なんです。腸の血管を考えてみてください。動脈硬化症がひどくなってくると、腸の血管も当然のことながら動脈硬化を起こして血管が狭くなって、血流が低下しますので、腸内に十分な栄養が流れていても十分吸収できなくなるのです。ですから同じものを同じ量食べていて体重が減ってきた場合は気をつけてほしいのです。動脈硬化症自体は非常に症状が出にくい疾患ですので、体重計に乗っておかしいなと思ったら是非ともba-PWVで血管年齢を測ってみることをお勧めいたします。人間は急に体重が減ってくると様々な症状、例えば体が疲れやすいとか、しんどいなどの症状に気付きますが、ゆっくり進行すると意外にも気付きにくいものなのです。くれぐれもご注意を。
　もう一点体重の減少で気をつけていただきたいのが実は癌です。癌がある程度進行すると体が悪液質という状態になり体重が減ってきます。癌マーカーやCTなどの検査を十分やって癌がないか詳しく調べる必要があります。もちろん癌も動脈硬化の一種ですので、もともと動脈硬化のある方は非常に癌になりやすい、という認識は必要です。当院へ受診された癌患者さんの血管年齢

検査でも、89％の方に明らかな動脈硬化を認めております。まさに動脈硬化症は万病のもとということでしょう。

　それと、ここで医学に関して大事なポイントを１つ述べておきたいと思います。血管のパターンとは別に、人間には２種類あるというお話です。病気に対する感性です。簡単に述べると、ちょっとした体の変化にも敏感に気付く人と、全く気付かない人がいるということなんです。敏感な方は心配ないのですが、もう一方の全く気付かないという方が非常に問題なのです。実はいろいろな症状が出ているにもかかわらず、人に指摘されて初めて分かる、という方が一定数おられるのです。癌による体重減少についても、このパターンの方が非常に多いのです。たぶんご自分でも気付かれていると思うのですが、こういう方は優秀なかかりつけ医をつかんでおいて、定期的にチェックを受けることを習慣にするよう、お勧めいたします。そうでないといくつ命があっても足りません。日頃の臨床でちょっと気になりましたので、お伝えしておきます。

ちょっとしたストレスでよく下痢をする

　これは私もそうでした。以前は電車に乗っていても緊張ですぐトイレに行きたくなり、途中下車をするということがよくありました。ですから、どこの駅はどこにトイレがあるということまで知っていました。初めの頃はこういう症状は私だけかと思っていましたら、いろいろな本を読んでいると作家さんも同じような苦労をされている方が意外とたくさんおられるのだな、ということが分かりました。

　話を病気に戻しますとストレスに弱いという症状も、実は動脈硬化が密接に関係しています。当方も治療後は全く下痢をしなくなりましたから。実は腸は第２の脳と言われるぐらい神経系統が

発達しているのです。腸の動きだけでなく様々なホルモンを分泌しており体の調子を整えるかなりの重責を担っています。パイエル板という神経組織なのですが、動脈硬化の影響でここに十分な血液が流れなくなると、この神経組織が興奮をしてくるのです。脳神経のところで言いましたが癲癇やパニック発作と同じ原理で、パイエル板が興奮をしてくるのです。そうなると腸は異常運動を始めてその結果が下痢として現れてきているのです。最近はよくテレビのコマーシャルで下痢の話が出て下痢止めが出てきますが、これは一時的な対症療法にすぎません。動脈硬化が取れるとパイエル板が正常に働き、異常な下痢は収まってきます。これともう1つ動脈硬化と腸組織について大切なことを述べてみます。それは腸内細菌のことです。最近の若者の腸内細菌の検査では、いわゆる善玉が非常に少なくなっており、腸内細菌の専門家はこのままいくと今の若者は長生きできない、60歳ぐらいがいいとこかな、と言われているようです。もし私が動脈硬化の観点から同じ質問をされても、やはり60歳ぐらいまでしか生きられないのでは、と思っております。動脈硬化症がそれほど今の若い世代に浸透しているのです。よくテレビでは人生100年とか盛んに言っていますが全くの間違いです。当方は動脈硬化の観点からそう推測するのですが、腸内細菌の専門家も同じ意見なんです。私の娘が腸内細菌の研究者で、一時、理化学研究所で腸内細菌の権威辨野先生の下におりましたが、そこで得た知識によると、人間の腸はビロードのような突起組織で末梢粘膜はできており、その粘膜にその人独特の糖タンパク質の突起があり、それにくっつける善玉菌が生息しているようなのです。そのため個人によってくっついている善玉菌は全く違うようなのです。しかし動脈硬化によってその粘膜に血流が行かなくなると、粘膜組織が破壊され、突起である糖タンパク質が少なくなくなってしまうのです。

これでは善玉菌が腸内に居続けることができなくなり、悪玉がより繁殖しやすくなるようです。善玉菌が減ってしまうと腸内の正常な機能が果たせなくなり、悪玉が繁殖して腸内感染を起こしたりして体全体にダメージが出てくることになります。食生活においても最近は繊維質の多い野菜や乳酸菌のたくさん入った食事をとらなくなり、ますます腸内環境は悪くなっていっています。最近大腸癌がどんどん増えてきておりますが、腸内環境が悪くなったことが一番の原因だと私は思っております。私の小さい頃は毎日のように漬物を食べておりましたが、今はどうでしょう？　お家にぬか床のある家はどれぐらいあるでしょう？　皆さん、ぬか臭くなると言って敬遠されているのではないでしょうか。食べ物の影響も大きいと思いますよ。上に述べてきましたように、食べるものも問題あり、動脈硬化で腸内環境も悪いでは、長生きできるわけがありません。第2の脳と言われる腸がこの悪い状態なのですから致し方ありません。したがって神経系統も障害されるために、精神衛生上も非常に問題なんです。

　薬を飲まなくても腸内環境を整える方法は幾らでもあります。まず漬物を中心とした発酵食品をたくさん食べること、お隣の韓国を見てください、文明は発達してもあのキムチは絶対やめません。しっかりおふくろの味として代々受け継がれています。あの文化が大切なのです。一方日本はぬか漬けの文化です。最近ではぬか漬けも簡単にできるようになり、袋入りの簡易ぬか漬けセットがちゃんと売っています。できるだけ毎日食べるようにしましょう。また乳酸菌でいうと無糖のヨーグルトも良いですね。ただし胃酸が強い日中に摂取しても胃酸でほとんど乳酸菌が死んでしまうので、寝る前くらいに適度に取る方が良いと娘が言っていました。また肉は控えて魚を多くして繊維質の多い野菜をたくさん食べること、これでかなり改善すると思います。是非お役立て

ください。魚の肉は良質のタンパク質ですし、おまけに血糖値まで下げてくれます。日本は幸いながら島国で周りは海に囲まれているのですから、皆さんもっとお魚を食べましょう。

食事の後に眠くなる、胃酸がよく出てすっぱいものが上がってくる

　上でも述べましたように、これは食後の高血糖状態を示す症状です。食後の血糖値が140mg/dlを超えてくると末梢の血管が異常に拡張して体が温かくなり、おまけに血液の流れがゆっくりになりますので、睡眠のところでもお話ししましたように脳は睡眠モードになって当然のように皆さん眠たくなってきます。ですから自分で血糖値をコントロールしようと思われる方は、この食後の眠気が来ないぐらいに炭水化物を控えるという方法が一番良いと思います。もう1つの胃酸の話ですが、食後の血糖値が上がってきて血管障害帯である130〜140mg/dlに血糖値がかかってくると胃の末梢血管が収縮して傷んできます。胃の中には胃酸分泌を行うパリエタール細胞という細胞があって、この細胞が血流障害のために異常興奮を起こして胃酸分泌を高めるのではと著者は考えております。胃の中に胃酸がいっぱい溜まってきて、お腹が張ってきて、食道まで胃酸が逆流してきます。私も以前はひどい動脈硬化で糖尿病でもありましたから、この嫌な経験はたくさんしてきています。おまけにその胃酸の逆流で食道に無数の多発性潰瘍ができて一時はひどい上腹部痛に襲われました。一度内視鏡検査を受けましたが、そのひどい潰瘍を見てびっくりしました。検査をしてくださった消化器の先生もこんなひどいのを見たことがない、と驚かれていました。嫌な思い出です。しかし当院の治療を行ってから嘘のように眠気もなくなり、胃酸の逆流も胃の不快感や膨満感も全く消えてしまいました。

　ここでちょっと逆流性食道炎の話をしてみます。私のようにこの典型的な症状が出る場合は、診断は簡単ですが、中にはなかなか見つからない場合があるのです。よくある症状は、喉に何かつかえる感じがする、喉にひっかかる感じがする、等の症状が多いのです。食道と喉の感覚神経が近いこともあり胃や食道が病気の本体なのに喉の不快感が出てくる、これはよく医師が間違うんですね。当院では間接喉頭鏡や喉頭ファイバーでまず異常がないか？　副鼻腔のレントゲンを撮って蓄膿が無いか？　詳しくチェックしたうえで食後に眠くならないか、胃の張った感じが無いか？　詳しく問診をいたします。当然のことながら動脈硬化症なのですから LDL コレステロール値と血糖値が問題なのですが、私個人の感じでは血糖値の占める重要性が高いかな、と思っています。当方の患者さんでも炭水化物依存症の方がある程度おられるのでこの病気を発症される方はおられます。最近はこの逆流性食道炎に対する良いお薬が出ていますので、試しに処方してみるとピタッと喉の症状が消えてしまうという方が多いのです。でも安心しないでください、これはあくまでも対症療法であって問題は血糖値なのですから、放置しておくとやがていろいろな病気が出てきます。高血糖で怖いのはやはり癌でしょう、なったら大変です。それと認知症も高血糖と非常に関係があります。アメリカでは脳の糖尿病と言われています。何度も言いますが高血糖は非常に怖いんです。では皆さんに質問です。70歳でたまたま認知症を発症したとして脳組織の変化はどれぐらいの年齢から出ているのか？　答えは38歳です。びっくりでしょう、これくらい発症に年月がかかるのです。ですから若いうちから血糖値のコントロールをするというのは非常に大切なんです。厚労省の算定ではこれから先どんどん認知症が増えてくると予想しています。自分は認知症になって何も分からなくなるかもしれませんが、その

方をお世話する周りは大変なことになってきます。徘徊するし、喋っても話は通じないし、大変です。老々介護が非常に問題となっていますが、介護される側の病気はやはり認知症が多いと思います。一方介護する側からすると患者さんから目を離すわけにいきませんし、介護の費用も大変になりますし、医療費もかさんできます。何度も言いますが周りの方に迷惑をかけてしまうんです。ちょっと愚痴っぽくなりますが、現代の日本人は民主主義をはき違えている方が多いと思います。権利はしっかり行使したらいいと思います。しかしそれには必ず義務というものがついて回ります。周りの者に迷惑をかけない、これは非常に大切な義務だと思います。最近の日本人を見ていると、権利ばかり主張して肝心の義務をちゃんと果たさない方が多いのではないでしょうか？日本の医療財政も今は大変です。少しでも国にいらぬ出費をさせてはいけません。このことをきちっと守って、間違った国の施策にははっきり物を言えばいいのです。話がだいぶそれてしまいましたが、ちょっとしたことで予防できる病気も実はたくさんあるのです。

花粉症

　次はお馴染みの花粉症（通年性のダニ、ハウスダストのアレルギー性鼻炎も含む）です。

　今、日本ではこの病気はうなぎ上りに増えていると言っていいでしょう。私が医学部の学生だった時、もう40年ぐらい前になりますが、アレルギーの講義で花粉症の話があり、その頃は大人の27人に1人ぐらいしか花粉症はいない、と教わりました。当然子どもの花粉症など探そうにも全くいませんでした。一方現在はどうでしょう。どうしてそうなったのか？

　ここで挙げているということは、動脈硬化症が絡んでいるから

です。それと後に述べますが、現代人の生活様式が大きな影響を及ぼしています。末梢循環が動脈硬化で十分に流れなくなると、アレルギー反応が起こってくるのです。そのことは上に述べた自己免疫疾患のメカニズムと非常によく似ています。末梢の免疫反応は、外部から入ってくる異物に対する一見正常な反応なんですが、これが暴走しているのがアレルギーなんです。

　これとは全く別の理論で、末梢の血管が動脈硬化で細くなってしまうと、末梢血管を流れる免疫細胞の代表格である好酸球というアレルギーを引き起こす細胞が、爆発して炎症が起こってくるというメカニズムも大事な理論です。これは獨協医大の渡辺健介特任教授が、「末梢血管と好酸球の電子顕微鏡での観察」というテーマでちゃんと発表されています。この２点が重要なんです。単一の理論では解決できないのです。話を免疫暴走に戻しますと、この反応はあまりひどくなると体にかえって害になってきます。これをうまくコントロールするのが、これは日本人が発見

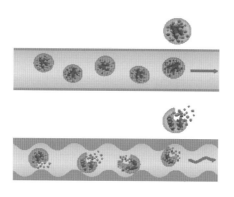

末梢血管での動脈硬化の有無による
好酸球の変化（獨協医科大学　渡辺教授から借用）

した当然ノーベル賞級の発見ですが、制御性Ｔ細胞というリンパ球の仲間です。すべての免疫反応をコントロールしている非常に大切な細胞なのですが、実際は数があまり多くなくＴリンパ球の中では20％ぐらいとされています。動脈硬化の影響でこの細胞が末梢まで十分流れなくなると、末梢の免疫暴走を止められなくなる、つまりこれがアレルギー性鼻炎（花粉症を含む）の本体です。実際当院の治療を行い末梢循環が回復して隅々まで制御性Ｔ細胞が流れ出すとアレルギー性鼻炎症状は徐々に出なくなり、実際に抗体検査でも IgE 抗体が著明な低下を示します。

　皆さんご経験があるでしょうが、この疾患に対する治療は現在抗アレルギー剤やステロイドの点鼻薬、ひどい場合はステロイドの内服が一般的です。これ全て対症療法です。実際当院の ba-PWV による血管年齢の調査では約60％以上の方に明らかな動脈

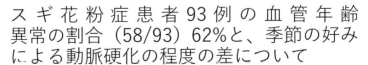

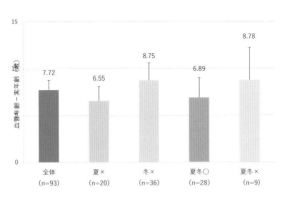

硬化を認めます。つまり花粉症は立派な動脈硬化疾患なんです。しかもこの検査は太い血管の異常を見ていますから、末梢血管の動脈硬化でも十分起こるアレルギー反応そのものはもっと多いと思います。ちなみに前ページの図は季節の好みも分類しています。よく見てください、動脈硬化を起こしやすい冬がダメな方と、夏も冬もダメな方が多いのがお分かりいただけますでしょう。まさに理論通りなんです。データというものは正直なものなんです。

　最近はこれらの対症療法の上に、さらに舌下免疫なる治療が出てきております。効果は様々ですがかなり効果のある方もおられます。しかし毎日少量の抗原液を舌下に投与しなければならず、それも治療の期間は数年に及びます。しかもこれも対症療法です。

　さらに言いたいのは、この治療をしなければならないほどひどい花粉症の方は、かなりひどい動脈硬化症をお持ちだということです。はっきり言って花粉症は良くなりましたが心筋梗塞や脳梗塞で亡くなりました、ではすみません。皆さんはこのことをよく理解してください。

　もう1点アレルギー疾患に大切な理論があります。それは免疫学的寛容というものです。この世の中には様々な物質が異物として身の回りに存在します。これにいちいち免疫反応していては体がもちません。ですから生まれてからある時期、口を通して体に入ってきたり、触ったり、鼻から吸ったりしたものに対しては免疫反応を過敏にはしないでおこう、というシステムがあるのです。これを免疫学的寛容と呼んでいます。では主としていつまでこの寛容のメカニズムが体の中で働いているのか？　はっきりとした答えはまだ出ていませんが、私は過去の様々な論文から、生後すぐから6カ月までが主である、と考えています。その理論を

詳しく述べるとまた大変ですのでここでは省略しますが。ここで何が言いたいかというと今の高齢の方に花粉症が少ないのは老齢で免疫が落ちているのが原因ではなくて、この方たちが小さい時は抗原となる物質が周りにワンサカあったということなんです。昔の木造家屋、草花や昆虫、畳生活、どれをとっても抗原だらけなんです。ところが一方現代ではどうでしょう？　アルミサッシの密閉空間、都会では花々や虫たちも少ないですし、衣類も洗濯ばっかりしてかなり奇麗、畳ではなくフローリングの床、おまけに除菌スプレーなるものも大流行で子どもにとっては抗原がかなり減っているのです。この状態で免疫学的寛容の時期を過ぎてしまうと、後から入ってくる異物に対しては、当然のことながらアレルギー反応として出てくるのです。このことを証明する有名な研究があります。

　アメリカにはアーミッシュという、あるキリスト教の一派ですが、昔と変わらない生活をしている人たちがいるのです。家は当然木造ですしアルミサッシもありません。家の中には厩が続きであり、馬が家族と一緒に家の中で生活しています。この人たちには全くアレルギー疾患が無いのです。花粉症も喘息もありません。生活環境がいかに大切であるか、ということを示す良い例だと思います。ですからお子さんができたら、汚いとは言いませんが、抗原ができるだけたくさんある環境で子ども時代を過ごしてほしいのです。最近では食器洗浄機が各家庭にあるでしょう。これも論文が出ていて、食器洗浄機を使う家庭と使わない家庭ではアレルギーの発生率がかなり違うんです。食器洗浄機を使うと明らかにアレルギー疾患が増加するんです。食器も洗剤を使ってあまり奇麗にし過ぎない方が良いです。ですから我が家では、よほどひどい油汚れの食器以外は、洗剤はまず使いません。少しぬるめのお湯で十分汚れは落ちます。やはり除菌スプレーも一切使い

ません。家具の汚れは濡れ布巾で十分に落ちます。とにかくあまり奇麗にし過ぎないことですね。

　先日テレビの放送で東京都民の２人に１人ぐらいに花粉症が増えているという報道がなされていましたが、どんどん動脈硬化が増えている感じがしますね。怖い話です。動脈硬化治療を必要とされている方がそれだけ増えていると思います。皆さん若い方は大丈夫と思われているかもしれませんが、若くても動脈硬化のひどい方は幾らでもおられます。脳梗塞や心筋梗塞、くも膜下出血などはみな高齢の方の病気だと考えていませんか？　これは全く違います。30代でもこれらの病気にかかられる方が非常に増えてきています。他人事ではありません。癌もそうです、若い方に今どんどん増えてきています。いずれもなってからでは大変なんです。

　一度は ba-PWV（血脈波）で血管年齢を測定してみることをお勧めいたします。

慢性的に副鼻腔炎があり鼻詰まりをしやすい

　これも典型的な動脈硬化です。細菌に関する免疫の話になりますが、動脈硬化症があって末梢血管が詰まってくると、血液が行きにくい組織は免疫が働かなくなります。つまり細菌がはびこっても、それを倒すだけの免疫が無いのです。副鼻腔は鼻の隣に存在する大きな空洞で、鼻とは細い通路でつながっていて絶えず空気が流れています。顔面の骨の中に埋まっている空洞ですが、その管を伝って鼻粘膜が伸びており、薄いのですが骨の空洞内を隈なく覆っています。しかし粘膜は薄く当然のことながらそこに分布している血管も少ないのです。ですから元より血行が悪いのですが、そこへ動脈硬化で血液が行かなくなると細菌に対する免疫は働きません。人間の体の特徴で、体内に空洞ができるとそ

こに膿が溜まるということが起こってきます。これが副鼻腔炎です。最近は大人のアレルギー性鼻炎も増えましたが、それと並行して慢性の副鼻腔炎も増えてきています。いずれも動脈硬化症が原因ですからどちらが増えてもおかしくはありません。これに関しては当方の動脈硬化治療はかなりの効果を示します。治療してしばらくすると抗生剤を出さなくても皆さん、鼻の通りが非常に良くなって鼻がすーすーする、ついでに頭もすっきりして、こんなすがすがしい気分は久しぶりだと言われます。末梢循環が奇麗になって免疫が回復すると抗生剤を出さなくても自然に治ってしまうのです。私もこの治療をするまではよく鼻詰まりを起こしていて、よく抗生剤を飲んでいたことを思い出します。しかし抗生剤を飲んである程度副鼻腔が奇麗になっても、今ほど鼻の調子が良いことはありませんでした。おそらくある程度慢性的な炎症がずっと残っていたのでしょう。今は鼻から空気を吸うと副鼻腔の奥まで空気が流れていくことがよく分かります。すごく気持ちがいいのです。

　是非皆さんも動脈硬化治療をやってこの感覚を味わってください。

　ただしこの動脈硬化治療を行っても副鼻腔炎があまり良くならない一群が存在することが分かってきました。これは動脈硬化治療をやっている当方だから分かったことです。以前から副鼻腔と気管支の疾患を合併している症例がある程度存在することが分かっていたのですが、比較的まれだとされていました。例えば慢性副鼻腔炎と慢性の気管支炎の合併などが有名ですが、程度の差はあれ、この疾患が結構存在することが分かってきました。きちっと LDL コレステロールと血糖値を治療しているにもかかわらず、慢性的に後鼻漏があり時々咳が出るという方です。この症例は遺伝子的に副鼻腔や気管支粘膜に存在する線毛という組織が

少ないあるいは機能が悪い方なのです。この線毛は鼻腔、気管
支、副鼻腔に存在して入ってきた異物などを痰として排泄するた
めの大事な組織なのですが、この機能が悪いために副鼻腔や気管
支が奇麗にならないことから起こってきます。詳しく聞いてみる
とやはり家族や親せきに同様の方がおられることが分かります。
しかし症状はあるものの、この治療でかなり軽減することも事実
です。将来の気管支拡張症などの慢性的な肺疾患をかなり抑制で
きるものと思っております。

いびきがひどい

　これは皆さん結構悩まされている方が多いと思います。もちろ
んアレルギー性鼻炎や慢性副鼻腔炎などの基礎疾患があり、鼻の
通りが悪いとどうしてもいびきが出てきます。これともう１つ大
きな原因は肥満と動脈硬化です。広義でいうと肥満も立派な動脈
硬化症ですが。動脈硬化によるいびきの典型的パターンは、あお
むけに寝ている時に軟口蓋と言って喉仏が下に落ち込んできて口
腔内を塞いでしまうためにいびきが大きくなることです。かくい
う私も動脈硬化がひどくて肥満があった時はすごいいびきをかい
ていたらしく家族がよく文句を言っていました。しかしこの動脈
硬化治療を開始してから家族が、お父さん最近全くいびきかかな
いね〜、と言ってくれるようになりました。寝起きもさわやかで
まるで違います。この軟口蓋が下に落ちてくる理由が動脈硬化な
のです。血流が軟口蓋に十分行っていると筋肉の緊張が保たれて
寝ていても落ちてこなくなるのです。その上体重も減ってきます
ので喉全体の通りも非常に良くなります。おまけに鼻は奇麗にな
りますから、いびきのかきようがないのです。ですからいびきの
ひどい方は動脈硬化がひどいのかもと一度注意してみてくださ
い。

嗅覚が鈍くなってきた

　これはたまにお目にかかりますね。もちろんアレルギー性鼻炎や蓄膿があれば、嗅裂といって嗅神経がある鼻内の一番上にある神経組織に匂いの粒子が届かないので匂わない場合が多いのです。これはアレルギー性鼻炎や蓄膿の治療をすればある程度改善いたしますが、CTやレントゲンを撮っても鼻内や副鼻腔を調べても全く異常が見当たらないのに匂いがしない、こういう場合がたまに存在します。これは明らかに嗅神経自体に問題があります。多くの場合動脈硬化症の影響でこの神経に血流が行っていない場合に起こってきます。当院では数例の経験がありますが、完全とはいかないまでもかなりの嗅覚の改善を認めております。こういう方はたいてい治療不能と言って放っておかれる場合が多いのですが、当方の治療をやってみる価値はあると思います。

肩こり、首こりがひどい

　これは最近よく見る症状です。現代になって仕事にパソコンが導入されるようになり特に目立ってきました。無理もありません、一日中不自然な姿勢でパソコンの画面をずっと見ているのですから肩こり、首こりになっても当たり前です。それとやはり動脈硬化症です。肩こりや首こりは動脈硬化症の特徴的症状でもあるのです。当院へかかられると私は、まず脈をとって血管の状態を見ます。次に必ず患者さんの肩と首の硬さを実際に触ってみて観察いたします。ここが硬いと動脈硬化がひどくなっている可能性が高いのです。では、硬いとどうして動脈硬化なのか？　答えは簡単、治療をして1週間もすると肩と首のこりは嘘のように楽になります。実際触らせていただくと、びっくりするぐらい首と肩が柔らかくなっていることが分かります。この所見は何も首と肩だけではありません。背中の筋肉も柔らかくなります。そこで

どうしてそうなるのか？　私の結果からの推論ですが、一番の原因は脳血流だと思います。動脈硬化で脳血流が悪くなり流出量が減ってくると、脳は血流が減っていると感じて、全身の血管や筋肉を収縮させて脳へ多くの血流を送ろうとすることが推測されます。そのために筋肉が硬くなるのだと思います。実際の治療では肩と首の筋肉が柔らかくなると同時に、気分がすごく落ち着いて楽になると言われます、おそらく脳血流がかなり増えて脳神経の緊張と興奮が取れるのだと思います。こういう状態になると、かなりのパソコンの仕事をされても体は楽になるようです。是非皆さんにお勧めです。脳血流が良くなって気分も良くなり、デスクワークも楽にこなせるなら、こんなに良いことはありません。おまけに動脈硬化が取れて脳梗塞やくも膜下出血の心配がなくなるのですから。是非ともお勧めです。よくテレビで肩こりの貼り薬やサプリのコマーシャルがありますが、それで良くなれば苦労はいたしません。そういうところへ無駄なお金をつぎ込むなら当院の治療を是非受けてみてください。びっくりするぐらい肩と首は楽になります。

よく腰痛が起こる

これも普通によくある疾患ですね。特に最近は若い女性にも増えてきているのが当方としてはかなり気になるのですが。以前は高齢の方の典型的症状として考えられてきましたから余計に気になります。もちろん高齢の方でもかなり増えてきている感じがします。なぜって？　当方は動脈硬化の仕事をしていますから、ちょっと街に出かけても高齢の方の歩く様子が気になるのです。最近、足を引きずったり、腰が痛そうな姿をして歩いている高齢の方が確かに増えました。腰椎が悪いのだろうなとすぐ想像できます。歩くのがぎこちない、歩くスピードが遅い、腰の形が真っ

すぐになっていない等、他にもいろいろありますが、この腰椎の病気、原因は動脈硬化である場合が多いのです。ここではまず腰痛の話に行く前に腰椎の話をしてみましょう。なぜなら腰椎の変形や腰椎ヘルニア、腰椎管狭窄症、腰椎骨折が腰痛の原因の大きな部分を占めるからです。

　よく腰の骨が悪いとか、カルシウム不足などとサプリのコマーシャルなどでは簡単に言いますが、実はそう簡単な病態ではありません。以前は医学でも骨の問題はカルシウムが大きいと考えられる時期もありましたが、実際はそれだけではありません。例えば、それならカルシウムを大量に摂れば治るのか？　治りません。しかし、今でも骨粗鬆症は大変な病気です。骨の外側の部分の皮質骨にカルシウム沈着が悪くなって起こり、腰椎骨折の大きな原因であるからです。

　最近では、骨粗鬆症には多くの良いお薬ができてきましたが、それで骨の問題は解決とはならないのです。実際治療によって骨の外側の皮質骨のカルシウム量が増えても骨折は簡単に起こるのです。ではどこが問題か？　ここで詳しくお話ししたいのは、一般の本には書かれていない部分のお話です。海綿骨といって骨の内側の問題です。実は骨の内側は網の目のような構造になっており、その基本的構造は実はコラーゲン組織が中心となって構成されています。動脈硬化がひどくなってくると、この海綿骨の構造がボロボロになってくるのです。特に血糖値の問題が大切なんです。骨は一般的に硬いと思われていますが簡単に折れないのは、しなやかであるからなんです。このしなやかさは実は海綿骨のコラーゲンが担っております。ですから動脈硬化が進むと外側の皮質骨のカルシウムはしっかりあるのに、簡単に骨が折れてしまうのです。つまり骨が脆くなってしまうのです。実はここからが腰痛と非常に話が絡んできます。まずは腰椎骨折での腰痛はこの海

綿骨のコラーゲンが大きな原因としてあるということなのです。ですから簡単な腰椎への刺激で簡単に骨が潰れてしまうのです。また、腰と言っても骨だけがあるわけではありません。関節軟骨と言って腰の骨と骨との間にクッションのような役目をする軟骨組織があります。そうです軟骨です。骨折のところでも動脈硬化の影響で海綿骨がボロボロになると言いましたが、特にコラーゲンは糖に非常に弱いのです。関節軟骨の成分も多くはコラーゲンでできています。そうです、この関節軟骨も血糖値で脆くなってしまうのです。椎間板ヘルニアという言葉を聞かれたことがあるでしょう。これは椎骨の間にある椎間板という軟骨組織が圧力で潰れてきて、横にある脊椎神経を圧迫して神経痛が出てきたり、それより末梢部分がしびれてきたりします。これも椎間板のコラーゲン組織が高血糖で脆くなって起こることが当院の調査で分かってきています。なぜって腰椎の病気で、血糖値が本当に奇麗な方はあまり見たことがないからです。この病気が起こる方は当院ではみな血糖値が高い方ばかりです。腰痛の大きな原因に腰椎間板ヘルニアやこのために脊椎管が狭くなって起こる脊椎管狭窄症があるからです。最近の若い女性の腰痛の話をしましたが、重いものを持って腰椎自体を鍛えるということもしていないでしょうし、甘いものばかり食べて血糖値が上がり、軟骨が早くからやられていて、腰痛症が出ているのです。問題なのは動脈硬化治療を行って血管を奇麗にしても、この骨と軟骨は代謝が非常に悪いために簡単に治らないことです。

　このことを重要なこととして特別に述べているのは、何度も言いますが後から動脈硬化治療を行ってもなかなか良くならないことが多いからなのです。特に軟骨は血流が非常に少ないので、一度悪くなってしまうとなかなか元に戻らないんです。ですから若いうちから腰痛があったら大変なんです。一生ひどい腰痛を持ち

続けなければならないのです。この飛び出した軟骨によって圧迫された神経は動脈硬化治療によって血行が回復してきて神経痛が良くなることもあるのですが、全員では決してありません。この本を通じていろいろなところで言ってきましたが、LDL コレステロール値はスタチンによって簡単に下がりますが血糖値は大変です。特に最近の女性には炭水化物依存症の方が多いので、様々な病気が出てきます。癌も怖いと言いましたが、この腰痛も大変です、最悪一生引きずっていかなければなりませんから。認知症のところでも述べましたが、若いうちから気をつけておかないと年を取ってからではいかんともし難い病気はたくさんあるのです。

　さて今まで長くお付き合いいただき有難うございました。この本ではめまい、難聴、耳鳴りについて詳しく述べてまいりました。

　　■結論として、慢性的な難聴は明らかな動脈硬化症であること、きちっと動脈硬化症を治療するとおよそ８割の方でかなりの改善を認めること

　　■めまいに関しては動脈硬化治療でほとんどの方のめまいを止めることが可能であること

　　■耳鳴りは、難聴が原因で起こるため、難聴を改善できるとかなり改善して多くの場合気にならなくなること

を中心に述べてきました。
しかしここで再度述べておきたいことは原因が動脈硬化症であ

る以上、治療はできるだけ早期にした方が良いということです。難聴も軽度な場合はほぼ全員正常な聴力に戻ります。どの病気もできるだけ早めに治療を開始することです。それは、癌や自己免疫疾患などは軽度の動脈硬化症でも十分起こる可能性があり、一度起こると人生取り返しがつかなくなる場合があるからです。特にこのことを強調したいです。

　最後に長々と動脈硬化の特徴（ちょっとした気付き）を理由も含めて詳しく述べてきましたが、少しでも早く動脈硬化症を見つけていただきたいためであり、少しでもその発見のヒントとなれば幸いと思って書いてみました。

　何度も言いますように動脈硬化症は非常に見つけにくいサイレントな疾患であり、当方が治療法を見つけましたが、時には致命的な疾患になりうる恐ろしい疾患です。このことを肝に銘じていただきたいのです。

特設コーナー

コロナ感染症、あるいはこれからやってくるだろう類似感染症にいかに適切に対処するか？

　　当動脈硬化治療はワクチンにも勝る最強の免疫療法であること。

　この本を執筆している今、日本中でコロナウイルスのオミクロン株が蔓延している最中です。この本ではめまい、難聴、耳鳴りについて述べてきました。原因が動脈硬化であること、当院の動脈硬化治療を行うといずれもかなりの改善が認められることを中心に述べてきました。その中でコロナウイルス感染症についても少し述べましたが、ここに少しまとめて書いてみたいと思います。もうこのコロナ禍は2年以上続いていますが、弱毒化はしてきたもののまだ終息の道筋ははっきりしていません。当方はこの感染症の特徴から2年前の感染初めから、このウイルスのターゲットは人間の血管であり、動脈硬化症が一番の問題であると考えており、周りの方にもそう告げてまいりました。重症化の基礎疾患として肥満、糖尿病、高血圧、脳心血管疾患、等が言われております。この本を読んだ方はよくお分かりだと思いますが、ターゲットは明らかに動脈硬化症そのものです。オミクロン株になって弱毒化したと言ってもやはり老齢の動脈硬化のひどい方が犠牲になっています。海外の論文でもこの動脈硬化に絡んだコロナ感染症の論文が散見されるようになってきました。
　いくつか挙げてみますと、脳心血管疾患のためにコレステロール値を下げるスタチンという薬を内服している方は重症化率が一般と比べて低くなっているという論文です（"EFFECT

OF STATIN THERAPY ON SARS-CoV-2 INFECTION-RELATED"
European Heart Journal—Cardiovascular Pharmacotherapy 2020.)。

　また当方が動脈硬化の指標としている ba-PWV（血脈波）という検査において、この値が2200 mm/s を超えるとコロナ感染時の死亡率が高くなってきて、1700 mm/s 以下だと軽症あるいは無症状で収まるという論文です（*Journal of Internal Medicine* 2021 Mar 2.doi:10.1111/joim.13275）。この2200 mm/s という数値、血管年齢に換算すると100歳を超えています。この数値だと心筋梗塞や脳梗塞、くも膜下出血、癌、どの病気で亡くなってもおかしくない非常に悪い数値です。逆に1700 mm/s 以下という数値、一応この器械（ba-PWV）に関する学会では1800 mm/s を超えると心筋梗塞や脳梗塞の危険性が高くなるいわゆるカットオフ値になっており、一応安心圏にある数値なのです。つまりこのコロナの危険度と ba-PWV の間に奇麗な相関関係が認められるのです。もちろん ba-PWV は現在の動脈硬化評価では一番優れたものですから、当方が初めから言っていたこととピタッとマッチするのです。当方の治療は動脈硬化症を完全に取ってこの ba-PWV の数値をかなり下げますので、このコロナ感染症に対してはまさにうってつけの予防対策と言えます。ちなみに当院の動脈硬化治療後の ba-PWV は、慢性難聴や突発性難聴の統計的数値のところで述べましたが約1400 mm/s 台まで下がっています。かなりの安全圏です。ご安心ください。

　このことは実はコロナウイルスだけに関してではありません。当院へかかられたインフルエンザ患者さんの中で肺炎を起こされている患者さんを診ると、やはり ba-PWV が1800 mm/s を超える方が9割を占めるのです。つまりこの数値が高いと、どの感染症にかかっても重症化率が高くなるということを示しています。つまり動脈硬化がひどくなって末梢循環が不十分になると免疫細胞

が流れなくなるために外から入ってくるウイルスや細菌に抵抗できなくなるためです。事実易感染症で当方の治療を開始される方も多いのですが、治療が完了すると風邪すらひかれなくなります。動脈硬化が良くなるだけではなく、最強の免疫を獲得できるのです。

　世界がグローバル化して、いろいろな感染症が世界から簡単に入ってくる現在において、今のコロナのような重篤な感染症が入ってくる機会は確実に増えてくると思います。

　そのたびごとにワクチンや薬の開発をしなければなりません。それが感染拡大の防止に役立てばいいのですが、今をご覧になっている方はお分かりでしょうが、多くの方々が犠牲になっています。またあまり報道されませんが、ワクチンの副作用も当方が実際に経験してみてかなりのものがあると思います。

　そのためにもこの動脈硬化治療で最強の免疫を獲得してください。

おわりに

　著者は耳鼻咽喉科の医師です。私が師事した教授の関係で研修医の時代からめまい、難聴を専門として治療に携わってきました。はっきり申し上げて、その頃と現在のめまい、難聴の治療に関しては検査システム、また治療法、薬の開発等において、あまり進歩が見られないことをお伝えしておきます。

　当時の内耳の組織学的研究から動脈硬化症との関係が検討され一定の成果を上げておりました。しかしその頃はまだ動脈硬化の治療は全く進歩しておらず、薬もほとんどありませんでした。以前から動脈硬化の原因は高血圧、コレステロール、血糖値（糖尿病）と言われており、このことは医学部の学生さんや看護師さんでもよくご存じであり、現在もその理論は健在です。

　最近になってコレステロール、血糖値の優れた薬が相次いで開発され、心血管領域ではかなりの改善が認められるようになりました。しかし心筋梗塞や脳出血、脳梗塞が完全には撲滅できていないことからも分かるように、一般的な治療では完全に動脈硬化の克服ができているわけではないのです。早くこの治療法が広まることを願っております。

土田　博夫 (つちだ　ひろお)

昭和58年愛媛大学医学部卒業。滋賀医科大学耳鼻咽喉科医局入局。昭和159年
洛和会音羽病院耳鼻咽喉科医長。昭和61年高島市民病院耳鼻咽喉科医長。平
成７年医療法人土田医院開業、院長。耳鼻咽喉科医師として地域医療に携わ
る傍ら、動脈硬化専門治療を積極的に行い、現在に至る。

【学位】
平成６年、滋賀医科大学、博士号（内耳研究）
めまいの基礎的研究である「眼球偏位のトポマッピング」

【関連学会】
日本耳鼻咽喉科学会専門医
眩暈平衡科学会会員
日本顔面神経学会会員
日本動脈硬化学会会員
日本高血圧学会会員
抗加齢学会会員

【著書】
『すべての病気の根本に動脈硬化あり』（東京図書出版）
『糖尿病は動脈硬化を治療すれば治る』（東京図書出版）

文中イラスト：鹿賀ミツル

めまい、難聴、耳鳴り治療の最強バイブル

～原因である動脈硬化を治して元気で長生きしよう～

2023年1月26日　初版第1刷発行

著　　者　土田博夫
発 行 者　中田典昭
発 行 所　東京図書出版
発行発売　株式会社 リフレ出版
　　　　　〒113-0021　東京都文京区本駒込 3-10-4
　　　　　電話 (03)3823-9171　FAX 0120-41-8080
印　　刷　株式会社 ブレイン

© Hiroo Tsuchida
ISBN978-4-86641-558-1 C0047
Printed in Japan 2023

落丁・乱丁はお取替えいたします。
ご意見、ご感想をお寄せ下さい。